WESEN UND BEDEUTUNG DER ZAHNMEDIZIN

von

Prof. Dr. med. MAX SPRENG

Direktor des Zahnärztlichen Instituts der Universität Basel
und Vorsitzender des Dozentenkollegiums 1947–49
Vorsteher der prothetischen Abteilung

Rede, gehalten am 29. Oktober 1949 in der Aula des Kollegiengebäudes anläßlich des Festaktes zum 25jährigen Jubiläum des Zahnärztlichen Instituts der Universität Basel

ANHANG

Historische Notizen als Ergänzung zu den Ausführungen – Ansprache von Herrn Prof. Dr. med. E. Lüscher, Vorsteher der Oto-Laryngologischen Klinik der Universität Basel, Dekan der Medizinischen Fakultät – Ansprache von Herrn Prof. Dr. med. S. Schönberg, Vorsteher des Gerichtlich-Medizinischen Instituts der Universität Basel, Präsident der Kommission für das Zahnärztliche Institut

Springer Basel AG

1950

ISBN 978-3-0348-6797-9   ISBN 978-3-0348-6810-5 (eBook)
DOI 10.1007/978-3-0348-6810-5

Nachdruck verboten. Alle Rechte, insbesondere
das der Übersetzung in fremde Sprachen und der Reproduktion
auf photostatischem Wege oder durch Mikrofilm, vorbehalten
Copyright 1950 by Springer Basel AG
Ursprünglich erschienen bei Verlag Birkhäuser AG., Basel 1950.

ZUM GELEIT

Über die Gründung und Stellung des Zahnärztlichen Instituts der Universität Basel

Das Zahnärztliche Institut in Basel wurde 1924 als staatliche zahnärztliche Unterrichtsanstalt eröffnet. Auf Grund des neuen Universitätsgesetzes von 1937 ist das Institut in die Medizinische Fakultät eingefügt und die Habilitation ermöglicht worden.

Für die Dozentenschaft der zahnmedizinischen Disziplin bestehen die gleichen akademischen Pflichten wie für alle Universitätslehrer. Hingegen sind die akademischen Rechte und Abstufungen, die sich mit diesen Lehrämtern verbinden, noch nicht in Übereinstimmung gebracht. Die Vervollkommnung nach dieser Seite hin erheischt eine Bereinigung konstruktiver Art; sie liegt auch im Interesse des Zahnärztestandes, dessen medizinale Funktionen für die Allgemeinheit von größter Bedeutung sind und daher eine absolute Notwendigkeit darstellen.

Nach Meinung des Unterzeichneten sollte die akademische Ausgestaltung im Schoße der Medizinischen Fakultät vollzogen werden. Dies wird dem Institut die Weiterentwicklung der akademischen Richtung auf verbreiteter Basis gewährleisten.

Für die zahnmedizinische Dozentenschaft der Universität Basel bedeutete es eine besondere Genugtuung, das 25jährige Jubiläum mit der Medizinischen Fakultät und deren uneingeschränkter Unterstützung durchführen zu können.

Das Dozentenkollegium verdankt mit besonderer Freude die Gedanken, die der Dekan der Medizinischen Fakultät, Herr Professor Dr. med. E. LÜSCHER, am Festakt sowie der Vertreter der Medizinischen Fakultät und Präsident in der Kommission für das Zahnärztliche Institut, Herr Professor Dr. med. S. SCHÖNBERG, zum Ausdruck brachten.

Der offizielle Festakt der Jubiläumsfeier wurde von einer wissenschaftlichen Tagung umrahmt. Deren Ergebnisse werden als besonderer Teil des Jubiläumsbuches «Zahnmedizin» veröffentlicht werden.

Allen, die zum Gelingen dieses Jubiläums beitrugen, sei hiermit herzlicher Dank ausgesprochen.

Max Spreng

Basel, 29. Oktober 1949

Wesen und Bedeutung der Zahnmedizin[1]

VON MAX SPRENG

Hochansehnliche Versammlung!

Die geschichtliche Rückschau zeigt, daß schon bei den Kulturvölkern der vorchristlichen Zeit Wert und Nutzen der Zähne erkannt wurden. Wie heute litten auch die damaligen Menschen – dies ist schon an Knochenfunden vorgeschichtlicher Zeiten dokumentiert – an Mund- und Zahnerkrankungen, an kariösem Zerfall der Zähne und besonders auch an frühzeitiger Zahnlockerung und Schwund des Kieferknochens. Wenn auch im fünften Jahrhundert vor Christus HERODOT unter den ägyptischen Spezialärzten auch Zahnärzte besonders anführt, so läßt sich freilich gewiß noch nicht von einem spezialisierten Wissensgebiet der Zahnheilkunde sprechen. Der erste Versuch, die zahnärztlichen Disziplinen zusammenfassend und wissenschaftlich fundiert darzustellen, fällt erst in die neue Zeit.

Hier bildet das im Jahre 1728 erschienene, erste zahnärztlich spezialisierte Buch des Pariser Chirurgen und Zahnarztes PIERRE FAUCHARD einen Markstein und zugleich einen Wendepunkt. Diese Publikation *Le Chirurgien dentiste ou traité des dents* muß als entscheidendes Ereignis gewertet werden, das die Entwicklung der Zahnheilkunde zu einem eigen umschriebenen Wissensgebiete vorzeichnete.

Die bedeutendsten Aufzeichnungen über die *ägyptische Heilkunst* sind im *Papyros Ebers* (1873 aufgefunden) niedergelegt. Von diesem medizinischen Sammelwerk nimmt man an, daß es eine Zeitspanne von etwa 3700 bis 1550 vor Christus umfaßt. In diesem Dokument werden *Zahnkrankheiten* und *spezielle Arzneien* aufgeführt. Von den *Griechen* ist bis zum Wirken von HIPPOKRATES

---

[1] Die Namengebung *Zahnmedizin* wurde gewählt, weil damit im Vergleich zur herkömmlichen Bezeichnung «Zahnheilkunde» gesamthaft die zahnärztliche Disziplin inhaltsrichtiger und vollständiger umschrieben wird. Der Begriff «Medizin» umfaßt die ärztliche Kunst (vorbeugend, heilend, reparierend), die Wissenschaft vom gesunden und kranken Zustand des Menschen und alle Disziplinen, die damit im Zusammenhang stehen, wie Anatomie, Physiologie, Hygiene, Pathologie usw.

Ähnlich verhält es sich für unser Spezialgebiet (Pflege und Erhaltung der Zähne, Behandlung von Krankheitszuständen, reparierende Maßnahmen). Es häufen sich auch hier in einem Teil der Gesamtmedizin die verschiedenen Disziplinen zu einem einheitlichen Ganzen. Das Gesamtbild des zahnärztlichen Aufgabenkreises verlangt in Forschung und Praxis die medizinische Einstellung. Denn auch der vermeintlich rein technische Anteil der zahnärztlichen Behandlung beruht auf medizinischen Richtlinien.

Die Bezeichnung «Zahnmedizin» umfaßt deshalb das Gebiet prägnanter als der Ausdruck «Zahnheilkunde», der nur für einen Teil Geltung hat.

(460?–377) *und seiner Schule* nichts Fortschrittliches zu erwähnen, doch dürfte diese Schule nicht über den Wissensumfang der Ägypter hinausgekommen sein. Manches jedoch ist aus ägyptischen Quellen geschöpft. Von einer Zahnheilkunde im heutigen Sinne kann allerdings nicht gesprochen werden. Auch von den *Römern* ist bis zum Wirken eines CORNELIUS CELSUS um die christliche Zeitwende nichts Besonderes zu notieren. Von diesem selbst sind acht Bücher, *De re medica*, erhalten geblieben, welche auch besondere Kapitel über Zahnerkrankungen, Zahn- und Kieferanatomie, Frakturen, Luxationen des Unterkiefers, Zahnextraktionen sowie Fixierung lockerer Zähne mittels Golddraht aufweisen. Inwieweit diese fortschrittlichen Aufzeichnungen aus einer früheren Zeit übernommen oder aus der Zeitepoche selbst stammen, ist nicht zu eruieren. Jedoch stellen sie lehrreiche und interessante Zeugnisse dar für die Bedeutung, welche im Rahmen der damaligen Medizin krankhaften Vorgängen im Munde und speziell an den Zähnen beigemessen wurde. Dies geht auch aus den bedeutenden Werken eines CAJUS PLINIUS (23–79 n. Chr., *Historia naturalis*, 37 Bücher) hervor und eines CLAUDIUS GALENUS (aus Pergamus gebürtig, 129–201 n. Chr.). Von GALEN sind über 80 Schriften bekannt, die ihren Einfluß gesamthaft auf das medizinische Denken und Handeln über das Mittelalter hinaus bis in die neuere Geschichtsepoche ausübten. Diesen Autoren ist auch zu entnehmen, daß dem Reinigen der Zähne und des Mundes mittels Zahnstochern (aus Mastixblattrippen, Elfenbein, Federkielen) sowie Zahnpulvern und Mundwasser (Myrte, Myrrhen, Galläpfeln, Salzwasser u. a.), also der Mundhygiene, Beachtung geschenkt wurde. Wenn sich auch zu dieser Zeitepoche die Ärzte mit den Geschehnissen in der Mundhöhle heilkundlich befaßten, so ist doch anzunehmen, daß die eigentliche praktische Beschäftigung mit den Zähnen – z. B. der Ersatz durch künstliche – in den Buden von Barbieren und Heilgehilfen, Goldarbeitern und Quacksalbern vor sich ging.

Das im Zeitabschnitt des Altertums errungene medizinische Wissen und viele daraus gezogene Folgerungen und Meinungen durchsetzten das ganze Mittelalter. Vieles wurde den antiken medizinischen Klassikern, wie HIPPOKRATES, CELSUS, PLINIUS, GALEN, entlehnt, deren Schriften und geistiger Bereich der Nachwelt durch gottergebene Gelehrsamkeit in den Klöstern erhalten wurden.

Gegen Ende des 7. Jahrhunderts erfolgte ein Aufblühen medizinischen Schaffens, bei den *Arabern* in Syrien, Afrika und besonders in Spanien. Durch die Araber wurden auf dem Gebiete der Chemie und Pharmakologie Fortschritte erzielt. Hier mag erwähnt werden, daß durch die alchimistischen Pröbeleien, den «Stein der Weisen», das Goldmachen zu entdecken, die Metallkunde Bereicherungen erfuhr, und die Herstellung verschiedener Legierungen und von Amalgamen auf diese Anstrengungen zurückgehen dürften. Auch hier finden wir Ärzte, die sich publizistisch mit zahnärztlichen Problemen befaßten. Von einzelnen medizinischen Autoren liegen u. a. Aufzeichnungen vor über Aderlaß und Skarifizieren des Zahnfleisches, Verwendung des Glüheisens (ferrum candens), Behandlung von Zahnfisteln, Operationen von Hasenscharten, über den verschiedenartigen Zahnsteinansatz (schwarzer, grüner, gelber Zahnstein) und dessen Entfernung mittels eines Satzes verschiedener Reinigungsinstrumente. Für Extraktionen werden verschiedene Zahnzangen angegeben; überhaupt ist das reichhaltige Instrumentarium zu erwähnen. Ebenso wird ein reichhaltiger Arzneimittelschatz aufgeführt: Arsenik wird benützt, Opium als schmerzstillendes Mittel in Zahnhöhlen eingelegt, Adstringenzien und Salzwasser kommen zur Anwendung. Man verstand es, lockere Zähne, z. B. auch bei Unfallfolgen, zu fixieren und für Zahnlücken aus Rindsknochen Ersatzteile herzustellen; das Zahnarzten scheint für jene Zeit auf einem beachtlichen Niveau gestanden zu haben.

Aus den *christlichen Ländern* ist aus jener Zeit über die Entwicklung der Zahnheilkunde nichts Wesentliches zu berichten. Während Jahrhunderten blieb die Zahnbehandlung den Barbieren, den Dentatoribus und Dentistis, oder schlimmer den *Zahnbrechern*, herumziehenden Gesellen, überlassen. Nur selten befaßte sich ein Arzt mit derartigen Aufgaben, wie etwa der gelehrte Chirurg des Mittelalters GUY DE CHAULIAC (1300 geboren) im 14. Jahrhundert. CHAULIAC entnahm indessen seine Aufzeichnungen römischen und arabischen Autoren. An diesem Mangel, zahnheilkundliches Wissen selbständig weiterzuentwickeln, vermochten auch die im 13. Jahrhundert erfolgten Gründungen der ersten *Universitäten* des Mittelalters als geistige Zentren und akademische Unterrichtsstätten nichts zu ändern.

Die Geistesrichtungen dieser Hochschulen bewegten sich, dem damaligen Lebensgefühl und Zeitsinn entsprechend, in der Denkform scholastisch-philosophischer Gelehrsamkeit. Die Zielsetzung war nicht nach materiellen Lebenserwartungen eingestellt; in dieser rein geistig ausgerichteten Zeitanschauung aber erblickte man noch keine Möglichkeit, Wissenschaftliches und Praktisches miteinander zu verbinden. Darin mag es liegen, daß Praktisch-Manuelles, wie Chirurgie und Zahnheilkunde, verpönt blieb. Gewiß wird man heute jene Denkrichtung als extrem bezeichnen, ebenso wie man dies von der rein mechanistisch-materialistischen Auffassung eines naturwissenschaftlichen Lebensbildes aus unseren Tagen zu empfinden vermag und in der Verbindung beider Richtungen, die sich gegenseitig gewiß nicht ausschließen, einen harmonischen und logischen Ausgleich sucht.

Die Zurückhaltung gegenüber dem medizinisch-manuellen Teil mußte sich auf das Fach der Zahnheilkunde besonders nachteilig auswirken. Sie beeinflußte denn die Verhältnisse während langer Zeit. AMBROISE PARÉ, der als Begründer der französischen Chirurgie gilt, veröffentlichte 1575 ein Werk über die Chirurgie. Davon ist ein Band der Zahnheilkunde gewidmet. PARÉ beschreibt erstmals Gaumenobturatoren. Sonst sind die Angaben zur Hauptsache GUY DE CHAULIAC entnommen. Von der damaligen Zeit ist zu sagen, daß die zahnkundlichen Veröffentlichungen sich zumeist auf die Wiederholung von Bekanntem beschränkten. Eine originelle Erforschung des Stoffgebietes ist nirgends festzustellen. Erst das 18. Jahrhundert bringt hier einen Wandel.

Wie erwähnt, muß man als Wende- und Ausgangspunkt zu einer systematisch aufbauenden Zahnheilkunde das Erscheinen des Buches von FAUCHARD *Le chirurgien dentiste* im Jahre 1728 setzen.

Wenn es auch kaum möglich sein dürfte, mit Sicherheit zu beurteilen, welcher Umfang in diesem Werke vorausgegangenen und zeitgenössischen Kenntnissen und Lehren und wieviel eigenem originellem Wissen zuzuschreiben ist, so sticht doch *eines* deutlich hervor: *Die Konzeption, die Zahnheilkunde als ein in sich abgeschlossenes Sondergebiet heilkundlichen Wissens und Könnens zu betrachten.* Von Bedeutung darf in dieser Hinsicht der Titel *Le chirurgien dentiste* – der Zahnarzt – gelten, weil damit auf einen eigenen Berufsstand hingewiesen wird. Die Wahl dieses Titels kann keine zufällige sein. Sie dürfte offenbar damit zusammenhängen, daß *1699 in Frankreich als erstem Staat in weiser Voraussicht der Zahnärztestand durch Gesetz anerkannt* worden war. Dadurch wurde aber auch die Wichtigkeit der Zahn- und Mundbehandlung betont. Wie die Folge zeigt, war dies ein gewaltiger Ansporn, sich mit Fragen der Zahnheilkunde zu befassen. Der Impuls, den diese durch FAUCHARDS Werk empfing, breitete sich aus und führte sukzessive zu einer Reihe von Büchern verschiedener Autoren über die Zahnbehandlung. Frankreich wird auf diesem Wissensgebiete im 18. und bis in die Mitte des 19. Jahrhunderts führend und inspirierend.

Von diesem Zeitpunkt an verteilen sich die Bemühungen und das wissenschaftliche Streben um die Entwicklung der Zahnheilkunde auf die verschiedenen Länder. Die Sichtung zeigt, daß im 18. Jahrhundert neben den Franzosen wenig andere fruchtbare Autoren aufzuzählen sind. Hervorzuheben sind der Engländer JOHN HUNTER (*Natural history of the human teeth*, 1771, und *Practical treatise on the diseases of the teeth*, 1778) sowie der Deutsche PHILIPP PFAFF (*Abhandlung von den Zähnen des menschlichen Körpers und deren Krankheiten*, 1756). Von der amerikanischen Zahnheilkunde wird erst im 19. Jahrhundert zu berichten sein, doch möge hier erwähnt werden, daß die ersten namhaften Zahnärzte daselbst Franzosen und für die Entwicklung der dortigen Zahnheilkunde von Bedeutung waren.

Auf Grund des Gesetzes von 1699 wurden in Frankreich die «Chirurgiens dentistes», versehen mit dem Recht der selbständigen Ausübung der zahnärztlichen Praxis, als Unterabteilung des Chirurgenstandes betrachtet. Sie hatten sich einer besonderen Prüfung zu unterziehen, bildeten einen eigenen Stand, wurden indes nicht zu den Ärzten gezählt, allerdings auch nicht den Barbieren zugerechnet. Die Chirurgen oder Wundärzte selbst, die in Pàris seit 1306 eine eigene Schule, das «Collège de Saint-Côme», besaßen und 1311 mit den Ärzten Gleichstellung erlangten, standen durch Jahrhunderte mit den Ärzten in Auseinandersetzungen, da diese die Barbiere bevorzugen wollten. Denn im Jahre 1268 war es zu einer Spaltung innerhalb der damaligen Heilkundigen gekommen, und es bildeten sich *drei Berufsgruppen:* die *Mediziner* als Fakultätsakademiker, die *Wundärzte oder Chirurgen*, die die lateinische Sprache beherrschen und in lateinischer Sprache anatomische Kurse an der Fakultät absolvieren mußten, daneben aber eine eigene Lehrstätte, das *Collège de Saint-Côme in Paris*, besaßen und drittens die *Barbiere*, auch «*Barbiers-chirurgiens*», die das Latein nicht beherrschten und ihre Anatomiekurse in der Landessprache hörten. Die *Ärzte* beschränkten sich auf die medizinische Behandlung, die *Wundärzte* befaßten sich mit der «großen Chirurgie», die *Barbiere* mit der Behandlung kleinerer Wunden und Abszesse sowie mit dem Haarschneiden, Baden u. a., gewissermaßen mit der physikalischen Medizin.

Die *Barbiere* übten jedoch auch die praktische Zahnbehandlung aus, insbesondere Zahnziehen. Außerdem zogen verschiedenartige *Scharlatane*, sogenannte *Zahnbrecher*, im Lande herum und boten ihre Dienste und Volksheilmittel an.

Es ist interessant, festzustellen, wie sehr nach FAUCHARD – der selbst Wundarzt war und dann Zahnarzt wurde – neben Zahnärzten vielfach auch Ärzte vom zahnmedizinischen Wissensstoff gefesselt wurden und an der Entwicklung der Zahnheilkunde maßgebend beteiligt sind.

Die Frage – deren Beantwortung übrigens auch heute noch nicht einhellig erfolgt –, wohin eigentlich die Zahnheilkunde als Wissensgebiet zu setzen sei, beschäftigte die Fachleute schon im 18. Jahrhundert.

Eine Gruppe betont die selbständige Form der Zahnheilkunde, begründet durch das im Vordergrund stehende *technisch-manuelle* Wesen der praktischen Behandlung, wobei jedoch die medizinische Grundlage voll anerkannt wird.

Eine *andere Gruppe* sieht die medizinische und chirurgische Behandlung im Vordergrund und erkennt die Zahnmedizin als untrennbaren Teil der Gesamtmedizin.

Eine *dritte Gruppe* will die Zahnheilkunde nicht einseitig eingereiht sehen, sondern sieht die Erfüllung ihrer Aufgaben in einem wohlgegliederten Ausgleich zwischen medizinischem und zahnärztlich-technischem Handeln.

Diesen verschiedenen Ansichten aus der Aufbauzeit einer systematisch zusammengefaßten Zahnheilkunde ist zu entnehmen, daß schon damals *die Wesensart der zahnärztlichen Disziplin als Verschmelzung von medizinischem und rein zahnärztlichem Gedankengut* in Erscheinung trat.

Ähnliche Divergenzen und Überlegungen sind auch heute noch Gegenstand der Auffassungen; im speziellen betreffen sie den Ausbildungsmodus der Zahnärzte. Sollen diese, wie es in einigen Ländern üblich ist, in andern angestrebt wird, als *Stomatologen* ausgebildet werden, d. h. zunächst das ganze Medizinstudium und dann eine eigentliche zahnärztliche Fachausbildung absolvieren, wobei das Fach selbst als *medizinische Spezialität* aufgefaßt wird? Oder sollte, wie es in unserem Lande üblich ist, ein *in sich abgeschlossenes zahnärztliches Studium, auf guter und ausreichender medizinischer Grundlage basierend*, erstrebt werden? Beide Richtungen lassen sich durch begründete Argumente vertreten.

Die Aussprache über diese mehr akademische Note des ganzen Fragenkomplexes reicht bis in die Zeiten PIERRE FAUCHARDS zurück und ist, wie gesagt, noch nicht erloschen.

In der akademischen Richtung sind der Entwicklung der Zahnmedizin – wie gewiß auch anderen Spezialgebieten – manche Hindernisse in den Weg gelegt worden. Es ist nicht ohne Interesse, auch heute noch von diesen Dingen zu hören; deshalb soll ein Hinweis darüber einer französischen Zeitung, *La*

République française vom 21. Januar 1873, entnommen werden[1]. Es heißt daselbst:

«Unzweifelhaft ist die *Odontologie* eine Wissenschaft... Sie ist auch eine Kunst, eine wertvolle und nützliche Kunst sogar, befaßt sie sich doch mit weitverbreiteten und so grausamen menschlichen Leiden. Woher kommt nun diese Diskreditierung, die sich an die Ausübung dieser Spezialität heftet? Wir halten uns nicht zurück, zu sagen, weil, sei es durch Nachlässigkeit, sei es infolge unerklärbarer Abneigung, das Studium der Odontologie weder an unseren Fakultäten noch an den Spitälern erfolgt... Wann kommen wir aus diesem Nebengeleise heraus, in das unser medizinischer und chirurgischer Unterricht verschoben ist? Wann öffnen wir die Pforten unserer Fakultäten und unserer Spitäler ehrenvollen und wissenschaftlichen Spezialitäten? Wann wird endlich diese Proskription aufhören, die sich praktisch bedauerlich, für den wissenschaftlichen Fortschritt jedoch unheilvoll auswirkt?»

Sieben Jahre nach dem Erscheinen dieser Auslassungen – 1880 – wurde in Paris das erste französische zahnärztliche Institut gegründet. Mag nun diese Geringschätzung eines von der Außenseite vielfach unverstandenen und laizistisch beurteilten Wissensgebietes und seiner Berufsvertreter der Vergangenheit angehören, so vermochten immerhin gewisse Nachwirkungen bis in die Gegenwart auszustrahlen. Es hat sich jedoch auch hier wiederum gezeigt, daß eine gute Sache, besonders wenn sie von allgemeiner Bedeutung ist und Fragen des allgemeinen Wohles und der Volksgesundheit betrifft, in den Anfängen der Entwicklung wohl gestört werden kann, keine Hemmnisse indessen kräftig genug sind, ihre Entfaltung zu verhindern. Mancher Schlagbaum mußte beseitigt werden, bis aus dem Wesen der Zahnheilkunde folgerichtig *eines* erkannt und dann auch verankert wurde: *die unumgängliche Notwendigkeit, den Universitäten die Durchführung des zahnärztlichen Studiums zu übertragen.*

---

[1] In Ermangelung neuer wissenschaftlicher französischer Handbücher übertrug 1873 Dr. DARIN das Handbuch der Zahnheilkunde von JOHN TOMES in die französische Sprache. In seinem Vorwort zu dieser französischen Ausgabe führt Dr. DARIN folgendes Zitat aus dem wissenschaftlichen Feuilleton der Zeitung *La République française* vom 21. Januar 1873 an:

«*L'Odontologie* est donc une science... C'est aussi un art, art précieux et utile puisqu'il s'adresse à des souffrances humaines si communes et si cruelles. D'où vient donc le discrédit qui s'attache, du moins chez nous, à l'exercice de cette spécialité chirurgicale? Nous n'hésitons pas à le dire, c'est parce que, soit par négligeance, soit par répugnance inexpliquée, cet ordre d'études n'est présenté ni dans nos facultés ni dans nos hôpitaux; et n'est-il pas affligeant de penser qu'il nous faudra quelque jour aller copier nos voisins...? Quand sortirons-nous de l'ornière où est plongé notre enseignement médical et chirurgical? Quand ouvrirons-nous la porte de nos facultés et de nos hôpitaux aux spécialités honorables et scientifiques? Quand cessera enfin cette sorte de proscription radicale aussi déplorable dans la pratique que néfaste pour le progrès scientifique?»

Dr. DARIN fügt als persönliche Schlußfolgerung noch nachstehendes hinzu:

«Nous n'ajoutons rien au lignes qui précèdent.

Le mal qu'elles relèvent n'est que trop réel; il ne provient pas du corps généralement si honorable des dentistes qui, au point de vue de l'art, ne cèdent à aucun étranger. Le coupable, c'est le préjugé qui éloigne de cette branche chirurgicale un grand nombre de médecins: c'est la loi qui, en exigeant pour l'exercice de la médecine un diplôme, plusieurs diplômes, et en étant plus facile pour les dentistes, semble dire à ceux-ci qu'il leur suffit d'être des mécaniciens; c'est enfin un état de choses qui ne permet pas aux jeunes gens de bonne volonté de se procurer, avec la pratique de l'atelier, l'enseignement de la science dentaire...» (Nach HERIBERT GRIMM, Diss. Basel 1948.)

Dieser Auffassung zum Durchbruch zu verhelfen, galten Bestrebungen im letzten Drittel des 19. Jahrhunderts und in unserer Zeit. Lösungen wurden mancherorts gefunden, zum Teil befinden sie sich noch in der Schwebe und bedürfen einer Vervollständigung, die sich in Anbetracht der Wucht der Argumente kaum zurückhalten läßt.

Ja, es möchte in diesem Zusammenhange sogar interessant und apart sein und den Überblick weiterfassen, den Auseinandersetzungen, den bitteren Klagen über Verständnislosigkeit subjektiver Gegnerschaft, der Bevormundung und Beurteilung durch dem Fachgebiet Fernstehende etwas nachzugehen. Ebenso den sich daraus ergebenden Behinderungen, die sich bis in unsere Tage zu erstrecken vermochten, jedoch auch der Wertung dieser Einstellung durch die Realität, nämlich *die unentwegte Entfaltung und Wichtigkeit dieses Wissensgebietes und seiner praktischen Nützlichkeit für die Volksgesundheit*. Doch seien diese Hinweise nur am Rande vermerkt. Ermunternder und anregender sind die Vermerkungen über die Entwicklung und Ausbreitung der Zahnheilkunde im 19. Jahrhundert und in unsere Zeit hinein.

In den folgenden Ausführungen möge versucht werden, in knapper Übersicht die Wege darzulegen, welche zur Zahnmedizin in ihrer heutigen Form führten.

Vom 19. Jahrhundert, insbesondere von seiner zweiten Hälfte an bis in das erste Viertel unserer Zeit, läßt sich die Entwicklung der Zahnheilkunde nur erfassen, wenn man gleichzeitig einige Wendepunkte in der Gesamtmedizin und die Einflußnahme naturwissenschaftlicher Fortschritte und insbesondere die Wandlungen und Entdeckungen auf chemischen, physikalischen und technischen Gebieten in den Kreis der Betrachtungen zieht.

Von einer mehr *philosophisch-spekulativen* Auffassung und Fragestellung entfaltete sich die Medizin nunmehr nach einer *naturwissenschaftlich-experimentellen* Orientierung. Naturwissenschaftliches Denken fand Eingang und verband sich mit den Problemen medizinischer Überlegungen. Diese vervollständigten sich zusehends.

Um diese Übersicht abzurunden, mag es deshalb am Platze sein, aus dem vielen einiges besonders zu erwähnen und auf die enormen Fortschritte und neuen Entdeckungen der Medizin hinzuweisen. Fruchtbringende Ausgangslagen ergaben sich aus den *Naturwissenschaften*.

Von der *Botanik* aus angetrieben, erweiterten sich die Kenntnisse der Arzneipflanzen, erhielt die biologische Forschung ihren Ansporn. Die mikroskopische Botanik führte zur Entdeckung der Bedeutung der Pflanzenzellen und zu Unterlagen für die Parasitenlehre durch Auffinden von Pilzformen. Aus der *Zoologie* leitete sich die Bedeutung der Parasiten für den menschlichen Organismus her und wurde die vergleichende Anatomie inspiriert. Vielseitig sind die Auswirkungen der *Physik* und ihrer praktischen Nutzanwendung in der *Technik*. Die Physiologie wurde durch die Physik stark beeinflußt; man verstand die physikalischen Gesetze in ihrer Anwendbarkeit auf die Erscheinungen des lebenden Organismus, was zwar nicht etwa besagen soll, daß damit das Lebensgeschehen abzumessen und zu erklären wäre. Jedoch nicht nur wissenschaftlich zeigte sich der Einfluß von Physik und Technik. Groß war auch der Nutzen für die praktische Medizin. Es sei nur an den Ausbau und die Verfeinerung diagnostischer Methoden und Apparaturen, wie Perkussion, Auskultation, Endoskopie, Ophthalmoskopie, Mikroskopie, Photographie, Röntgen und vieles andere erinnert. Oder in therapeutischer Hinsicht an die elektro-, hydro- und strahlungstherapeutischen Maßnahmen. Jedoch auch in unseren Tagen üben physikalisches und physikalisch-chemisches Wissen und ihre theoretischen Anschauungen ihren Einfluß auf die medizinische Denkungsart aus, sei es in Form eines umfassenden *physikalischen Weltbildes*, sei es in der *Beziehung zu einzelnem*, z. B. wenn man der zellularen gestaltlichen auch eine molekulare oder gar atomare Betrachtungsweise des Zellaufbaues bzw. der Zellvorgänge anschließt. Eng verschlungen mit der Physik diente die *Chemie* mit ihren Lehren der medizinischen Theorienbildung. Um die Mitte des verflossenen Jahrhunderts erfolgte die Begründung der Kolloidchemie. Der Physiologie war die Chemie eine ergiebige Quelle, die in der Folge zum Aufbau der physiologischen Chemie führte. Die eng umschlossene anatomische Betrachtungsweise löste sich und wurde ergänzt und erweitert durch die chemischen und physikalischen Aspekte der Lebensvorgänge. Heute hat sich der Einfluß durch die Erforschung der makromolekularen Chemie erweitert. Durch die Chemie ergaben sich auch Fortschritte in der Pharmakotherapie. Wichtige Entdeckungen und Erfindungen stammen aus der medizinischen Entwicklungszeit des 19. Jahrhunderts.

Als eine entscheidende Entdeckung kann die betäubende Wirkung des Äthers und seine praktische Anwendung für die allgemeine Narkose gelten. Nicht nur weil dies einen Wendepunkt in der Schmerzbekämpfung und im Aufstieg der Chirurgie bedeutete – die ja, durch Jahrhunderte in enger Verbindung mit der Zahnheilkunde stehend, wie diese vom Ärztestand ausgeschieden und nicht lange vorher der inneren Medizin gleichgesetzt worden war –, sondern weil die Äthernarkose durch Zahnärzte praktisch eingeführt wurde, möge es gestattet sein, kurz dabei zu verweilen. Die Grundlage bildete die im 19. Jahrhundert erfolgte Entdeckung der Verwendungsmöglichkeit von Gasen zu medizinischen Zwecken. An dem 1776 von PRIESTLEY entdeckten Stickoxydulgas wurden durch DAVY am «pneumatischen Institut» zu Clifton bei Bristol anästhesierende Eigenschaften festgestellt. Dieses, als Lachgas bezeichnet, wurde in Amerika, wie berichtet wird, bei gesellschaftlichen Anlässen zu amüsanter Kurzweil inhaliert. Vielleicht hat man dabei auch gelegentlich Äther probiert, dessen betäubende Wirkung FARADAY 1818 erkannte. In der Folge wurden sicherlich weitere Versuche vorgenommen, ohne jedoch die praktische Verwirklichung zu zeitigen. Erwähnt wird, daß der amerikanische Chirurg LONG 1842 eine Rückengeschwulst schmerzlos im Ätherrausch operiert habe. Der Anstoß zur allgemeinen Beachtung scheint aber doch durch zahnärztliche Eingriffe gegeben worden zu sein. Der Zahnarzt HORACE WELLS in Hartford ließ sich erstmals 1844 einen Zahn in Stickoxydulnarkose extrahieren und erkannte deren Wirksamkeit und praktische Brauchbarkeit. Obwohl er das Lachgas nun bei Patienten anwandte und auch mehrfach die Anwendung bei Operationen veranlaßte, fand HORACE WELLS kaum Anerkennung. Am 30. September 1846 wurde die erste Äthernarkose zur Extraktion eines Zahnes durch den Zahnarzt WILLIAM MORTON in Boston vorgenommen. Er verwendete auf Anraten des Chemikers CHARLES JACKSON Äther an Stelle von Stickoxydul. Von diesem Zeitpunkt an fand diese segensvolle Vorkehrung durch die Allgemeinnarkose ihren Eingang in die praktische Medizin. Erwähnenswert mag noch sein, daß in Europa die erste Äthernarkose in London durch den Zahnarzt JAMES ROBINSON am 19. Dezember 1846 zur Vornahme einer Zahnextraktion gebraucht wurde.

Auch bei diesem Verlauf kann man wiederum inne werden, wie das Ineinandergreifen verschiedener Wissensgebiete Fortschritte erzielt und begünstigt. In diesem Bewußtsein und in Betrachtung der Fülle unlöslicher Verbindungen, die von den Naturwissenschaften zur Medizin hinziehen, erkannte man, daß das *Studium der Naturwissenschaften* als grundlegende Ausgangspunkte für die Medizin und im speziellen für die Zahnmedizin eine unentbehrliche Voraussetzung bildet. Die Studien darüber werden deshalb dem Unterricht in Anatomie, Physiologie und physiologischer Chemie vorangenommen. Man fragt sich sogar, ob die naturwissenschaftliche Vorbildung nicht noch vermehrt zu Hilfe gezogen werden sollte.

Die Entdeckungen und Theorienbildungen des vergangenen Jahrhunderts und ihre Einflüsse auf die gesamte theoretische und praktische Medizin übertrugen sich konsequenterweise nach und nach auch auf die sich *aufbauende Zahnmedizin* und verschafften ihr die Unterlagen zu *eigener Weiterentwicklung*. Rückständige Empirie einerseits und wissenschaftliches Überlegen und Beobachten andrerseits gingen nun nebeneinander her. Diese Beobachtung betraf gewiß nicht nur die auf sich selbst angewiesene Zahnheilkunde, sondern auch die Medizin im Gesamten. Auch hier hielten sich neben den Bestrebungen, das praktische Denken und Handeln dem sich mehrenden Wissen und den theoretischen Anschauungen anzupassen, Richtungen und Überzeugungen, die an die Unmöglichkeit einer theoretischen Begründung der praktischen Medizin glaubten und infolgedessen rein empirisch eingestellt waren.

Besonders die zweite Hälfte des 19. Jahrhunderts wurde für die wissenschaftliche Zahnheilkunde richtunggebend und kann als eine Zeit der *Vorbereitung des heutigen Bildes der Zahnmedizin* gelten. Der Umschwung aus einer *praktisch-empirischen* zu einer *systematisch-wissenschaftlichen* Wendung, der sich feststellen läßt, steht in enger Beziehung zum Umbruch, den in dieser Zeitperiode die *gesamte Medizin* selbst erfuhr und sich die Grundlagen für die Zukunft schuf.

Die Methoden, Erkenntnisse vom Wesen der Krankheiten zu ergründen, erweitern sich. Es ist ein allgemeiner Ausbau der Krankheitslehre festzustellen. Die *Zellularpathologie* VIRCHOWS beeinflußte alle Teile der Medizin. Man schuf eine verfeinerte Anatomie als Unterlage und vertiefte sich in die Probleme der Entwicklungslehre. Der Bau des menschlichen Körpers wird vermehrt auch nach der konstitutionellen Seite hin betrachtet, Umwelteinflüsse werden in Erwägung gezogen, man beschränkt sich nicht nur aufs einzelne, *der Mensch wird auch als Ganzes berücksichtigt*. Man studiert die Bedeutung der Zelle für die Vorgänge im Organismus, verbreitert die Kenntnisse von der Bedeutung der

Gewebe und ihrer Grundbestandteile für den Krankheitsvorgang, makroskopische Befunde bei Sektionen werden durch mikroskopische ergänzt und insgesamt die Kontrolle der klinischen Erfahrung und Beobachtung durch die pathologische Anatomie vertieft.

Bakteriologie und *Hygiene* – es sei bei dieser nur auf die Probleme der Antisepsis und Asepsis verwiesen – nahmen ihr Aufblühen und führten zur Auffindung neuer Grundlagen der Krankheitsätiologie. Die ursächlichen Beziehungen von Mikroben zur Krankheitsentstehung konnten bewiesen und neue Heilverfahren erkundet werden. Durch die Entdeckung verschiedener Bakterienarten und die Darlegung, jede auf Infektion beruhende Krankheit habe eine eigene Art von Bakterien zur Ursache (KOCH), durch die Bedeutung der Bakterien-Stoffwechselprodukte (Toxine) und von Abwehrstoffen (Antitoxine, Bakteriolysine usw.) erhielt die Krankheitslehre ganz neue Antriebe, die der Vorherrschaft einer einseitig ausgelegten Zellularpathologie korrigierend begegneten. PASTEUR und KOCH sind unter anderen Namen, die in diesem Zusammenhang allgemein geläufig sind.

Solche Umwälzungen der medizinischen Erkenntnislehren bildeten ganz *neue Ausgangspunkte auch für die Zahnheilkunde,* und es formte sich ihre *wissenschaftliche Ausrichtung*. Gerade in dieser Zeitspanne waren es vielfach Ärzte, die sich von den Forschungs- und Entdeckungsmöglichkeiten auf dem zahnärztlichen Sektor angezogen fühlten und denen im Verein mit aufstrebenden Zahnärzten vieles zu verdanken ist.

Wie die Medizin profitierte auch die Zahnheilkunde von den Gaben, die der Ausbau der *mikroskopischen Hilfsmittel* (Mikrotom, Färbemethoden) und der Mikroskope selbst, einer Erfindung aus der Wende vom 16. zum 17. Jahrhundert, nunmehr darboten. Seit 1839 waren Vergrößerungen bis fünfhundertfach möglich. Die Erfindung des Kondensors (1872) und der Ölimmersion (1878) durch ABBE in den siebziger Jahren ließ die histologische Untersuchung normaler und pathologischer Gewebsteile viel weiter spannen.

Im Gegensatz zu Amerika entwickelte sich zahnärztlicherseits dieser Zweig der Forschung ganz besonders in Europa.

Ausgehend vom Wirken dortiger französischer und englischer Zahnärzte, schiebt sich die *amerikanische Zahnheilkunde* im 19. Jahrhundert unverkennbar in den Vordergrund. Die Bestrebungen tendieren jedoch fast ausschließlich nach der praktischen Seite hin, eine Entwicklung, die sich bis in unsere Tage verfolgen läßt. Man muß anerkennen, daß diesen Anstrengungen äußerst Wertvolles und Bleibendes im Kleinen und im Großen zu verdanken ist. Viele Hilfsmittel und Apparate von praktischer Bedeutung sowie zahnärztliche Einrichtungen wurden erfunden, oder aber es wurde realisiert, was sich in Europa damals nicht realisieren ließ. So verdanken wir um die Mitte des Jahrhunderts amerikanischer Initiative die fabrikatorische Verwirklichung der Herstellung der künstlichen Porzellanzähne. Diese waren in Europa – in Frankreich – erdacht worden, konnten jedoch nicht im großen hergestellt werden. Das Bedürfnis nach einer Massenfabrikation von Kunstzähnen stellte sich als zwingende Notwendigkeit, nachdem ebenfalls in Amerika die Vulkanisation des Kautschuks erfunden war und das Herstellen künstlicher Gebisse verallgemeinert werden konnte.

Diese einseitig praktisch-empirische Richtungsgebung der Zahnheilkunde, losgelöst von der Medizin, konnte den wirklichen Umfang und das Wesen dieser wissenschaftlichen und praktischen Sonderdisziplin der Medizin nicht erfassen. Ja sie ließ leider die Berufsausübung im Lichte einer übersteigerten, rein manuell-technischen Tätigkeit erscheinen und gab in der Folge, im Ringen um die akademische Gleichberechtigung dieses Wissensgebietes, sozusagen fast allgemein Anlaß zu Mißverständnissen und unrichtiger Beurteilung des Faches.

Geht man der Frage nach, wieso es zu dieser einseitigen Entwicklung kommen mußte, so findet man die Erklärung darin, daß die *erste reguläre zahnärztliche Lehrstätte der Welt 1839 an der Universität Baltimore*, durch Ärzte gegründet, nicht in die medizinische Fakultät eingegliedert werden konnte, wie es ursprünglich geplant war und zu erzielen versucht wurde. So entwickelte sich das verselbständigte, von den medizinischen Fakultäten distanzierte *amerikanische College-System*.

Auch in *Europa* fanden nach und nach private Gründungen von zahnärztlichen Institutionen statt. Das *erste staatliche* zahnärztliche Institut Europas ist dasjenige von *Genf, 1881* eröffnet. Seither gibt es in Europa keine Länder, in denen der zahnärztliche Unterricht nicht organisiert wäre. Die Notwendigkeit, das zahnärztliche Hochschulstudium zu ermöglichen, um dem Bedürfnis aller Bevölkerungskreise nach zahnärztlicher Hilfe durch die Ausbildung genügender und tüchtiger, wissenschaftlich ausgewiesener Fachvertreter nachkommen zu können, führt auch heute noch zu weiteren Institutsgründungen. Es ist geradezu erfreulich, zu sehen, welche Beachtung in gewissen Ländern dem Ausbau dieser Unterrichts-, Forschungs- und Volksbehandlungsstätten geschenkt wird.

In Europa nahm die Zahnheilkunde einen weniger beengten Fortgang. Man setzte sich für die Beziehungen zur Gesamtmedizin ein, und wie schon betont, wandten sich manche Ärzte der zahnärztlichen Forschung zu. Bei aller Beachtung, die als selbstverständlich dem Ausbau der praktischen Behandlungsmethoden zukommt, zielten jedoch die Bestrebungen auch dahin, nach den wissenschaftlichen Unterlagen für das praktische Handeln zu forschen. Denn auf *diesen* baut sich die Patientenbehandlung auf.

Die makroskopische und vergleichende Anatomie der Zähne und der Mundhöhle erfuhr eine intensive Bearbeitung. Viele Bemühungen galten der Aufklärung des äußerst komplizierten Feinbaues der verschiedenen Zahnsubstanzen und ihrer Stoffwechselvorgänge. Der Bedeutung der Pulpa für den Zahn, ihrer Pathologie und den Behandlungsmöglichkeiten wurde nachgegangen. Man widmete sich der Aufdeckung der Ursachen und Vorgänge des kariösen Zahnzerfalls und suchte nach prophylaktischen Maßnahmen, wobei der Bakteriologie der Mundhöhle im allgemeinen und beim Kariesgeschehen im speziellen größtes Interesse galt, ebenso wie den Erkrankungen der Mundhöhle. In praktischer Hinsicht verbesserte man die Methoden der Zahnerhaltung, erneuerte und entwickelte die prothetische Behandlung von Zahnverlusten und verlorengegangener Körperteile, wie Nasen, Gaumen, sowie die Behandlung von Kieferbrüchen mittels Schienen und von Gaumenspalten mittels Obturatoren. Wichtig ist, daß die Behandlungsarten auch *wissenschaftlich nachgeprüft* wurden. An Instrumenten ist die Erfindung von Extraktionszangen, die der anatomischen Form der Zähne angepaßt waren, besonders erwähnenswert.

Diese wenigen Punkte, herausgegriffen aus dem Werden einer erneuerten Zahnheilkunde, möchten darauf hindeuten, wie sich ein gesundes wissenschaftliches und praktisches Gefüge herausbildete, aus dem sich die Wege zur heutigen Zahnmedizin herleiten.

Im Gesamten genommen, kann man immerhin sagen, daß das Augenmerk in dieser *Entwicklungsperiode* – außer einigen Ansätzen – zu spezialisiert am einzelnen im Munde haftete und weniger auf die Beziehungen der Mundhöhle zum Organismus als Teil dieses Ganzen gerichtet war; es war gewissermaßen eine *vom übrigen Organismus losgelöste Zahnheilkunde*. Diese zeitbedingte Wissensstufe änderte sich in der Folge. Heute nehmen die Arbeiten um die Aufdeckung von Zusammenhängen zwischen Mundhöhle und Organismus und insbesondere auch von Auswirkungen zahnärztlicher Behandlungsmaßnahmen einen guten Teil der zahnmedizinischen Forschung ein und liefern für das praktische Behandeln die grundlegenden Ausgangspunkte.

Wenn man auch schon früher vereinzelt auf Angaben über vermutete Zusammenhänge von Zahnerkrankungen mit anderen Krankheiten stößt, so dürfte doch als Beweggrund, sich von zahnmedizinischer Seite mit den Problemen der Folgen zu befassen, die sich von behandelten Zähnen aus ergeben könnten, ein Vortrag des englischen Internisten WILLIAM HUNTER bezeichnet werden. Dieser schätzte 1910 in einem aufsehenerregenden Vortrag in Montreal die Zahl der Erkrankungen, denen krankhafte Vorgänge in der Mundhöhle zugrundelägen, sehr hoch ein. HUNTER betrachtete die Mundhöhle als die wichtigste Infektionsquelle und übte an der damaligen konservierenden Behandlung der Zähne scharfe Kritik und beschuldigte sie, Infektionsherde im Munde zu erzeugen. Nun setzte eine intensive Bearbeitung dieser Probleme ein, hauptsächlich zunächst durch englische und amerikanische Forscher. Die sogenannte «*Fokalinfektion*» wurde in der Folge geradezu «populär». Eine Welle der Extraktionssucht durchflutete Amerika, während man in Europa eine zurückhaltendere Stellungnahme bezog. Die bis jetzt erfolgte Auslegung hat *dieser* Einsicht den Vorzug gegeben. Doch muß man bekennen, daß die Durchforschung und Erkennung der Möglichkeiten sogenannter Herderkrankungen, ausgehend von Zahnherden und anderenorts im Körper, Ärzten und Zahnärzten auch heute noch große Schwierigkeiten bereiten. Der ganze Fragenkomplex hat in seiner Kompliziertheit und Tragweite noch keine endgültige Lösung gefunden. Die Tatsache sekundärer Erkrankungsmöglichkeiten von Herden, auch von Zahnherden aus, darf heute als unbestritten angenommen werden. Über die feineren Vorgänge jedoch, die zur Herdwirkung führen, sowie die diagnostischen Hilfsmittel und die Häufigkeit des Vorkommens, herrschen trotz mancher Erkenntnisse und Erfahrungen immer noch Unbestimmtheit und differente Meinungen.

Aus dieser Unsicherheit hat sich jedoch in der Zahnmedizin *eine* konsequente Haltung in den Vordergrund gestellt: *Alles zu vermeiden, was sich zu einem körperlichen Schaden auswirken könnte*. Diese Forderung bedeutete in vielem eine Umstellung und ist auch heute noch Gegenstand sorgsamer wissenschaftlicher Bearbeitung.

Unverkennbar hat die Einsicht über das Bestehen von Krankheitsbeziehungen zwischen Mundhöhle und übrigem Körper die wissenschaftliche und praktische Zahnheilkunde seit den zwanziger Jahren unserer Zeit stark, vielleicht sogar umwälzend und entscheidend beeinflußt.

Diese Einflußnahme wirkte sich praktisch in allen Disziplinen der Zahnheilkunde und auch auf den Unterricht im Sinne einer *verbreiterten medizinischen Fundierung* aus. Mithin gestalteten sich die Verbindungen zur Gesamtmedizin, allgemein und in der Bearbeitung gemeinsamer Aufgaben, enger, ungeachtet der Wahrung der *selbständigen Basis zahnmedizinischer Forschung*.

Es ist unmöglich, in dieser fragmentarischen Übersicht auf die verschiedenen Disziplinen der Zahnmedizin im einzelnen eingehen zu können, doch sei *ein* Fach – in Anbetracht seiner von außen so oft mißverstandenen und in der Auffassung irreführender und verfälschter Wiedergabe – herausgenommen: Die *zahnärztliche Prothetik*.

Darunter versteht man die Behandlung und Behebung von Zahnverlusten durch körperfremde Apparate.

Dieses Fach erfuhr seine Verallgemeinerung durch die Einführung des vulkanisierten Kautschuks in die Zahnheilkunde und der Fabrikation künstlicher Porzellanzähne in den fünfziger Jahren des vorigen Jahrhunderts. Daraus entwickelte sich nun vorerst ein Zustand *handwerklicher* Erzeugung von künstlichen Gebissen. Wer die handwerkliche Geschicklichkeit hatte, konnte Gebißplatten verfertigen und in den Mund einsetzen, gesetzliche Regelungen gab es ja weiter nicht. Allmählich regten sich die Kräfte, die bei der Prothesenherstellung die wissenschaftlichen Grundlagen, die Schwierigkeiten und die Schädigungsmöglichkeiten erkannten, welche sich aufzeigen, wenn diese *körperfremden Apparate auf lange Dauer mit Lebendem zu verbinden* sind. Es entbrannte nun der Kampf, der sporadisch auch heute noch anhält, zwischen der wissenschaftlich belegten zahnärztlichen Prothetik und der empirisch-technischen Einstellung anders Interessierter, denen der Einblick in die Tragweite der Patientenbehandlung mittels Zahnprothesen fehlt. Gerade in denjenigen akademischen Berufsausübungen, in denen auch technisches Können mit zur praktischen Berufsausübung gehört, gilt die Bewandtnis, *daß die Hand, geführt vom Geist und wissenschaftlicher Erkenntnis und Leitung sich vom Handwerk differenziert*. Für die praktische Zahnmedizin ergeben sich gegenüber der Allgemein-Medizin insofern andere Richtungspunkte, weil Zahnschäden nicht regenerierbar sind. Dies veranlaßt denn auch die grundlegende Ausgangsstellung: *Körperfremdes und Technisches mit Lebendem zu vereinen*. Die Durchführung dieser Leistung basiert jedoch auf medizinischem und spezialisiert zahnmedizinischem Wissen und Können. Dabei steht im Vordergrund der Überlegungen, bei den Behandlungsmethoden die Zusammenhänge und Wechselbeziehungen zwischen Mundhöhle und Organismus sachkundig zu überblicken.

GEIST-JAKOBI, ein bekannter Historiker der Zahnheilkunde, brachte 1903 die Meinung zum Ausdruck, der unablösliche technische Teil der Zahnheilkunde habe mit Medizin nichts zu tun. Aus jener Auffassung und den jetzigen Vorlagen kann deutlich ermessen werden, welche Wandlungen sich auf zahnärztlich-prothetischem Gebiete vollzogen haben. Es verstärkt sich nämlich zusehends die Einsicht, daß unter bestimmten Umständen von Zahnprothesen schädigende und krankmachende Einflüsse ausgehen können. Diese beruhen zum Teil auf mechanischen Gewebsirritationen, die sogar bis zur bösartigen Geschwulstbildung führen können oder auf stofflichen Auswirkungen der Prothesenmaterialien, im Munde selbst manifest werdend oder an anderen Teilen des Körpers. Die Beobachtungen und Erfahrungen über pathogene Faktoren, die sich mit Prothesen verbinden können, sind im Wachsen begriffen. Diese Tatsache lenkt denn auch die Aufmerksamkeit von Forschern und Praktikern vermehrt auf die Beziehungen der körperfremden Prothesenapparatur zu den lebenden Geweben.

Die Hilfeleistung mittels Prothesen kann zufriedenstellend und auf die Dauer erfolgversprechend und dem eigentlichen Wesen nach nur gelöst werden, wenn den technisch-mechanischen und statischen Vorkehrungen die Zusammenhänge zu den Geweben unterlegt und in diesem Zusammenhang die Wechselbeziehungen erfaßt werden. In solcher Betrachtung des zahnärztlich-prothetischen Aufgabenkreises finden die prothetischen Probleme ihre Kernpunkte in biologischen und medizinischen Überlegungen. Durch diese erweiterte Zielsetzung wurde die zahnärztliche Prothetik aus einer ehemals betont manuell-technischen Haltung herausgehoben und in die Reihe zahnmedizinischer Überlegungen eingefügt. Damit hat sie unverkennbar die Merkmale ärztlichen Behandlungsstrebens angenommen.

Nach solchen Richtlinien wird heute der zahnärztliche Unterricht theoretisch und praktisch geboten. Gerade für den praktischen Lehrgang, dem im zahnärztlichen Studienprogramm naturgemäß große Bedeutung zukommt, ist es unerläßlich, daß ihm die wissenschaftlichen Erkenntnisse und Fortschritte als Unterlagen dienen. Denn alles medizinische bzw. zahnmedizinische Forschen würde ja bedeutungslos, wenn die Ergebnisse nicht auf die Behandlungsmethoden übertragen und wegweisend würden. Deshalb verbindet sich mit den zahnmedizinischen Lehrstätten wie an allen Universitätsinstitutionen die akademische Verpflichtung, gebunden an das Amt der Dozentur, das Fach durch die Forschung zu beleben und zu erweitern. Aus dem Umstand, daß in der Medizin eines in das andere greift, ist das zahnärztliche Forschungsgebiet einerseits mit verschiedenen medizinischen Disziplinen theortisch und auch praktisch eng, mit anderen durch die Bearbeitung gewisser beidseitig interessierender Sonderfragen, die sich überschneiden, verbunden. Anderseits umfaßt es in der Bearbeitung der Pathologie der Mundhöhle und Behandlung der Munderkrankungen einen eigenen medizinischen Anteil. Man kann diesen Zweig als stomatologischen bezeichnen. Dazu gesellt sich der rein odontologische Anteil, der die Methoden und ihre wissenschaftliche Bearbeitung umfaßt, die die verschiedenartige praktische Behandlung von Zahnschäden, Zahnverlusten und korrigierende Eingriffe an den Zahnreihen und Kiefern betreffen. *Stomatologischer und odontologischer* Anteil bilden zusammen das, was wir gesamthaft als *Zahnmedizin* bezeichnen. Kein Teil ist ohne den andern, weder theoretisch noch praktisch, in nützlicher Form denkbar, keiner darf deshalb im Unterricht zu kurz kommen. Aus solchen Überlegungen werden dem zahnärztlichen Unterricht beide Teile und die Vorbildung wie für Ärzte zugrunde gelegt.

Aus diesen Unterlagen hat sich vor rund 50 Jahren bei uns die Gleichstellung der Zahnärzte mit den anderen Medizinalberufen der Ärzte, Apotheker und Tierärzte ergeben sowie die Anerkennung als wissenschaftlicher Stand. Der Unterricht wurde durch die Gründung von zahnärztlichen Instituten (die Schweiz besitzt deren vier) den Universitäten übertragen.

Diese Institute haben nach verschiedenen Richtungen ihre Aufgaben zu erfüllen.

Bei der Gründung des Basler Instituts wurde die Wünschbarkeit eines zahnärztlichen Unterrichts an der Universität allseits unbedingt bejaht und das wachsende Bedürfnis der Bevölkerung nach zahnärztlicher Behandlung hervorgehoben, die indessen durch den Mangel an Zahnärzten beeinträchtigt sei. Die Zahnärztlichen Institute haben jedoch nicht nur für die Produktion von Zahnärzten zu sorgen, sondern auch dafür, daß ihre Ausbildung auf fortschrittlicher Basis bleibt. Dies geschieht durch die Vermittlung des jeweiligen Standes des Faches und durch eigene Forschung. Aus dieser ergibt sich der Nachwuchs an Dozenten. Im Rahmen des Unterrichtsplanes wird jedoch auch Minderbemittelten, Fürsorgepatienten und Unbemittelten unter Anleitung der Dozenten eine gute zahnärztliche Behandlung zuteil, woraus die besondere Bedeutung im öffentlichen Gesundheitswesen zum Ausdruck kommt.

Es werden am Institut Basel pro Jahr über 3000 Patienten behandelt. Jedoch auch einem weiteren, großen Kreis der Bevölkerung kommt der fortschrittliche Einfluß eines zahnärztlichen Universitätsinstituts zugute, indem sich dieser auf die Berufsausübung der praktizierenden Zahnärzte zum Nutzen für die Patienten überträgt und damit ebenfalls den *allgemeinen Gesundheitsinteressen* dient.

Durch diese Obliegenheiten erfüllt ein zahnärztliches Universitätsinstitut *eine notwendige kulturelle und soziale Aufgabe.*

Es mag in dieser Hinsicht die Erwähnung am Platze sein, daß sich die ehemaligen Studierenden unseres Instituts zu einer Vereinigung zusammengeschlossen haben und sich nun jedes Jahr von fern und nah in Basel zu einer wissenschaftlichen Tagung einfinden. Sie erkennen den permanenten Wert ihrer ehemaligen Lehrstätte für ihre Berufsausübung und bekunden damit gleichzeitig auch ihre Anhänglichkeit an die Universität Basel und an die medizinische Fakultät, an der sie immatrikuliert waren.

Für das zahnärztliche Institut, nunmehr Teil der medizinischen Fakultät, ist es ein freudiges und befriedigendes Ergebnis, diese Jubiläumsfeier im Schoße der Fakultät und mit allseitiger Unterstützung begehen zu können. Es dürfte sich deshalb gehören, zu erfahren, welche Einstellung diese junge Gefolgschaft nun selbst zur Hochschule einnimmt. Diese bekenne ich – auch rückblickend – mit folgenden Worten:

Gewiß entstammen die Universitäten geistigen Überlegungen und dem Zeitgeist des Mittelalters; Vermächtnis und unvergängliches Zeugnis geistiger Größe einer Zeitepoche, die nebenher – wie jede andere, die jetzige nicht ausgenommen – ihre Schwächen aufwies. Die Universitäten sind Archive der Geistesarbeit, sie blieben aber auch unversiegbare, unaufhaltsam lebendige Quellen frischen Forschens und entfaltender Erneuerung; überzeitlich, in Form und Wert das Ewigmenschliche umfassend, begrenzt im menschlichen Wissen, *unbegrenzt* jedoch, weil Geist und Seele, Fühlen und Empfinden sowie der Sinn für das Geistige als unabgrenzbare, substantiell nicht erfaßbare Lebensäußerungen den Antrieb zu tiefsinniger Arbeit und schöpferischer Leistung abgeben.

Der Begriff der «Universitas» erstrebte von Anfang an als Ziel die Geistesarbeit und als Endzweck in Analyse und Synthese die geistige Auseinandersetzung. Die «Universitas», Lehrerin der Wissenschaften und akademischer Berufsarten, Beschützerin von Würde und Wert der Persönlichkeit, geistige Bildnerin und Vermittlerin sittlicher Vorzüge, ist Allbegriff der «Humanitas». Unerschütterlich überdauern ihre Bestrebungen politische und wirtschaftliche Zeitströmungen und die Geräusche des Zeitablaufes, abseits von Unbill gegen das wahre Menschentum, durchdrungen von ihrer Aufgabe, die *Wahrheit* zu vertreten, in wechselvollem Werden und Vergehen *Erkenntnisse* zu finden, das erfaßbare, verstandesmäßig beweisbare *Naturgeschehen* und *Übersinnliches*, sichtlich nicht Faßbares im menschlichen Sein und seine Umwelt zu ergründen, gute Sitten zu lehren und zu pflegen und akademische Formen zu schützen und in liebevoller Hingabe der *Menschheit zu dienen*.

In dieser überzeitlichen Stellung liegt es denn auch, daß die Universitäten über die Jahrhunderte und alle Wechselfälle bestehen, ihren *Aufgabenkreis erweitern* und sich in vermehrtem Maße auch *praktischen Lebensbedürfnissen anpassen* konnten.

Durch den Unterricht der akademischen Berufsarten unterstellt sie auch diese einer geistig-schöpferischen Breite, indem sich Forschung und Erfahrung miteinander verbinden und die Forschung, unabhängig vom unmittelbaren Nutzen, anerkannt und bestätigt ist. Damit sollte die Gewähr bestehen, daß sich die Universität nicht hauptsächlich nach einer rein praktischen Linie ausrichtet, sondern ihrer geistigen Eigenart und Freiheit treu bleibt. Aus dieser Einstellung kann es nicht verwundern, wenn das in den Anfängen alte, in der wissenschaftlichen Konzeption jedoch junge Fach, die *Zahnmedizin*, Aufnahme fand. An der Alma Mater Basiliensis, dieser ältesten Universitätsgründung der Schweiz, offiziell vor 25 Jahren, nachdem drei Universitäten des Landes vorangingen.

Diese Verankerung der zahnmedizinischen Wissenschaft und ihre Unterrichtung an den Universitäten verpflichtet. Sie verpflichtet alle Angehörigen dieses Standes, Dozenten, Studenten und Praktiker, im Sinne der «Universitas» und «Humanitas» zu wirken und den Menschen nützlich zu sein. Im

Mittelpunkt dieses wissenschaftlichen und praktischen Strebens, als Ausdruck *lebendigen* Menschentums, bleibt in all seiner Würde und in hoffnungsvollem Vertrauen der hilfesuchende Mensch, *der Mensch als Patient*.

Die Zahnmedizin ist als eigenes spezialisiertes Wissens- und praktisches Fachgebiet zu betrachten. *Nichts* kann indessen als absolut selbständig bezeichnet werden. Weder ein Wissensgebiet noch der einzelne Mensch. Immer besteht eine Bindung und Verbindung mit anderem, ein anregender Wissensaustausch mit anderen Wissenszweigen, mit anderen Menschen. Isolierung bedeutet Erstickung, Verlust der Übersicht, bedeutet Einseitigkeit und Mangel an Aufgeschlossenheit. *Als Leit- und Sittenkräfte* Aufgeschlossenheit in breiter Sicht und ehrfurchtsvoller Bescheidenheit zu vermitteln, bleibt in allen Gebieten, *auch im Rahmen enger Spezialisierung*, Zweck und Sinn der Universitätsbildung, weil darin der Begriff der «Universitas» und «Humanitas» wirklich erfaßt ist. Dieser Vorstellungskreis, Bereich des Geistigen und praktisch Humanen, bildet – als ungeschriebenes Gesetz – das Band, welches die geistige Verbundenheit der akademischen Gemeinschaft umschlingt.

Diese hohe Aufgabe und Sendung durchzieht *ethisch* das ganze Gebiet der wissenschaftlichen und praktischen Zahnmedizin, die Forschung, den Unterricht und die praktische Hilfe.

ANHANG

Historische Notizen zur Ergänzung des Textes

Papyros EBERS (um 1550 v. Chr.). Ägyptisches Sammelwerk über Medizin mit Aufzeichnungen über Zahnheilkundliches. 1873 von Professor EBERS in Luksor aufgefunden. Nach LEJEUNE kommen als Quellen für die Zahnheilkunde besonders die Papyri Ebers, Brugsch major, Hearst und der kleine Papyrus ANASTASI (vgl. LEJEUNE, Fortschr. d. Zhk. 1931, *12*, p. 1132) in Frage.

HERODOT, griechischer Geschichtsschreiber, «Vater der Geschichte», um 500 v. Chr. geboren, gestorben 442 v. Chr. in Thurii in Italien, unternahm Reisen nach Asien und Afrika, kam um 450 v. Chr. nach Ägypten und erwähnt Zahnärzte: «Der eine behandelt nur die Leiden des Auges, der andere nur den Kopf, die Zähne, den Unterleib oder innere Organe» (nach LEJEUNE).

HIPPOKRATES von Kos, um 460–377 v. Chr. Asklepiadenschule von Kos. Hippokratismus in der Schriftensammlung des *Corpus Hippocraticum* niedergelegt. Einige dieser Bücher wahrscheinlich von Hippokrates selbst verfaßt. Erster Versuch einer allgemeinen Krankheitslehre, Ganzheitsbetrachtung des Menschen, deshalb Behandlung des ganzen Menschen.

ARISTOTELES, 384–322 v. Chr. Aristotelische Philosophie und Naturlehre übten großen Einfluß auf die medizinische Denkungsart aus. Diese hat jedoch auch medizinische Fortschritte behindert und eineinhalb Jahrtausend durch phantasiereiche Auslegung der Befunde an Tiersektionen und deren Übertragung auf den menschlichen Körper wahre Erkenntnisse verunmöglicht.

CORNELIUS CELSUS, 25? oder 30? v. Chr. bis 45?–50? n. Chr. in Rom, wenig Persönliches sicher bekannt. Acht Bücher, *De re medica*, erhalten geblieben. Darin spezielle Kapitel über Zahnheilkunde.

CAJUS PLINIUS SEKUNDUS DER ÄLTERE, 23–79 n. Chr. Aus seinen Werken sind 37 Bücher, *Historia naturalis*, mit ausführlichen Abhandlungen über die Zähne erhalten.

CLAUDIUS GALENUS, zu Pergamon geboren (129–201 n. Chr.). Neben Hippokrates der bedeutendste Arzt des Altertums, schrieb seine Werke in griechischer Sprache. Einflußnahme bis in die neuere Zeitepoche. Berichtete auch über die Zähne sowie Zahn- und Mundkrankheiten.

MARCELLUS EMPIRICUS, Marcellus, genannt Empiricus, wurde 388 n. Chr. in Bordeaux geboren und lebte daselbst. Schriften unsinniger und abergläubischer Auffassung, Medizinisches betreffend, in barbarischem Stil geschrieben. Daher wohl der Beigeschmack, der sich zu den Ausdrücken Empirie, empirisch, empiristisch gesellt hat.

HEILIGE APOLLONIA. Diese wurde im vierten Jahrhundert n. Chr. Patronin der Zahnkranken. Sie hatte 249 in Alexandria den Märtyrertod erlitten, nachdem ihr als Folterung alle Zähne ausgeschlagen worden waren. Sie wird auch als Schutzheilige des Zahnärztestandes genannt.

ABU BEKR MUHAMED JBN ZAKARJJA, bekannter unter dem Namen RHAZES, um 850 in Persien geboren (gestorben 925). Wird als «größter Kliniker» des Mittelalters angesehen. Befaßte sich mit Fragen der theoretischen und praktischen Zahnheilkunde.

ABULKASIM (Abu'l Kasim ben Abbas Alza harawi, gestorben 1013). Führender Chirurg. Für die Zahnheilkunde wichtigster der arabischen Ärzte. Verfasser des *Altasrif*, eines die ganze Heilkunde umfassenden Werkes. Behandlung von Zahnfleischfisteln, Erklärung des Zahnschmerzes, Hasenscharteoperation, Beschreibung des Zahnsteins (drei Arten: schwarzer, grüner, gelber) und seiner Schädlichkeit, reichhaltiges Instrumentarium, vierzehn verschiedene Reinigungsinstrumente für den Ober- und Unterkiefer. Beschreibung der Zahnextraktionen, Verwendung des Glüheisens, Anwendung von Salzwasser zum Mundspülen nach Extraktionen (das Salz wird auch schon von PLINIUS angegeben), Behandlung von Kieferfrakturen und Luxationen.

AVICENNA (Ali Ibn Sina, 980–1037). Verfasser des weltberühmten Kanons der Medizin, einer Gesamtdarstellung der Medizin, die sich vor allem auf GALEN stützte, befaßte sich ebenfalls mit zahnkundlichen Fragen. Bei den Arabern sind die Kenntnisse in Physik, Chemie und Arzneimittellehre besonders entwickelt (Legierungstechnik, Amalgame!).

Medizinische Schule von Salerno in Süditalien, seit Anfang des 10. Jahrhunderts angesehene Ärztestadt und medizinische Bildungsstätte mit höchster Blüte im 12. Jahrhundert. Medizinische Theorie und Praxis werden in wissenschaftlicher Konzeption koordiniert.

Universitätsgründungen im 12. (Bologna) und 13. Jahrhundert (Paris um 1200, Padua 1222, Neapel 1224, Montpellier 1289, Oxford 1220), Prag 1348 [älteste deutsche Universität], Wien 1365, Heidelberg 1386, Köln 1388 u.a. Schweiz: Basel 1459 [Zahnärztliches Institut 1924], Zürich 1833 [Zahnärztliches Institut 1888], Lausanne 1537, Neuchâtel 1909, Genève 1873 (1559 Akademie), [Zahnärztliches Institut 1881, erstes staatliches Institut in Europa], Fribourg 1889, Bern 1834 [Zahnärzliches Institut 1922]. Durch die Universitätsgründungen wurde der heilkundliche Unterricht von den ehemaligen besonderen Schulen an die *medizinischen Fakultäten* übertragen.

GUY DE CHAULIAC (Guido de Cauliaco), gestorben 1386, Frankreichs bedeutendster chirurgischer Schriftsteller und gelerntester Chirurg des Mittelalters. Seine Werke behielten ihren Einfluß bis ins 17. Jahrhundert. In dem 1363 in Latein veröffentlichten Werk *Collectorium artis chirurgicalis medicinae* ist der sechste Band der Zahnheilkunde gewidmet. Die Texte darüber entstammten römischen und arabischen Autoren. CHAULIAC wandte sich gegen die Ausübung der Zahnheilkunde durch die Barbiere.

AMBROISE PARÉ, 1517–1590. Nach CHAULIAC bedeutendster Chirurg in Frankreich. In den Bänden 4, 13, 15, 17, 18 und 19 seines 1575 veröffentlichten Werkes über die Chirurgie finden sich Beschreibungen aus dem Gebiete der Zahnheilkunde (PARÉ erlernte zuerst das Barbierhandwerk). Doch sind diese Aufzeichnungen zumeist von GUY DE CHAULIAC übernommen. PARÉ beschreibt zum ersten Male Obturatoren.

Um 1600. Bau optischer Instrumente mit mehreren Linsen in Holland. Als Erfinder des Mikroskops wird meist ZACHARIAS JANSSEN aus Middelburg genannt.

PIERRE FAUCHARD, 1678 in der Bretagne geboren, gestorben 1761. Durch sein 1728 in zwei Bänden veröffentlichtes Werk *Le Chirurgien dentiste* (1746 zweite Auflage, 1733 durch BUDDÄUS ins Deutsche übersetzt), in dem das Gebiet der Zahnheilkunde erstmals zusammenfassend, als Handbuch, dargestellt ist, gilt FAUCHARD als wegweisender Begründer der neuzeitlichen Zahnheilkunde.

Erfindung der Porzellanzähne um die Wende vom 18. zum 19. Jahrhundert. Erste Versuche durch den Apotheker DUCHÂTEAU in Saint-Germain-en-Laye 1774, der sich in dieser Sache an den Zahnarzt DUBOIS DE CHEMANT wandte. Durch diesen 1791 erstes Patent in Paris. Patentierung eines ähnlichen Verfahrens durch DUBOIS-FOUCOU 1808. (Vgl. GRIMM, H.: *Geschichtliche Rückschau über die Entwicklung der französischen Zahnheilkunde, insbesondere der Prothetik*, Diss. Basel 1948). Zur allgemeinen Verwendung der Porzellanzähne kam es erst durch die fabrikatorische Herstellung in Amerika durch SAMUEL S. WHITE, um die fünfziger Jahre des vorigen Jahrhunderts.

Kautschukvulkanisation durch Beimischen von Schwefel zum Kautschuk und Erhitzen (Heißvulkanisation). Diese Erfindung ergab sich aus den Experimenten von CHARLES GOODYEAR in Amerika (1839) und von THOMAS HANCOCK in England (1843). Auf diesen geht die Namensgebung «Vulkanisation» zurück. Durch Verwendung größerer Schwefelzusätze gelang NELSON GOODYEAR die Herstellung von Hartgummi (1851). ALEXANDER PARKES erfand die Kaltvulkanisation (1846).

Die Vulkanisation wurde in den fünfziger Jahren des vorigen Jahrhunderts in die Zahnheilkunde eingeführt.

Die fabrikatorische Herstellung der künstlichen Porzellanzähne und die Anwendung von vulkanisierbarem «Zahnkautschuk» ermöglichte die Verallgemeinerung der Prothesenherstellung.

FRANÇOIS DELABARRE, 1777–1862, fruchtbarer französischer Autor verschiedener Publikationen. 1820 veröffentlichte DELABARRE, der Doktor der Medizin und Professor für Mundkrankheiten war, ein zweibändiges Werk, das starke Verbreitung fand: *Traité de la partie mécanique de l'Art du Chirurgien Dentiste*, (Paris 1820). Darin weist DELABARRE auf die Irritationsmöglichkeiten der Mundschleimhaut («parties vivantes, irritables») durch Prothesen hin und setzt als Ziel, Schädigungsmöglichkeiten an den lebenden Teilen zu vermeiden. Dies zu erreichen, benötige genügend medizinische Grundlagen für den Zahnarzt.

JOHN HUNTER, 1728–1793, englischer Arzt und Chirurg, hat große Verdienste um die zahnkundliche Entwicklung. Klassische Beschreibung der Anatomie und Physiologie der Zähne. HUNTER leitete eine neue Ära der wissenschaftlichen Zahnheilkunde ein, die mit dem Empirismus nach dem damaligen Wissensstand aufgeräumt hat: *Natural history of the human teeth* (London 1771), *Practical treatise on the diseases of the teeth* (London 1778).

PHILIPP PFAFF, gestorben 1767, gilt als Erfinder der Herstellung von Gipsmodellen nach einem Wachsabdruck. 1756 veröffentlichte er in Berlin ein Lehrbuch: *Abhandlung von den Zähnen des menschlichen Körpers und deren Krankheiten*.

PIETER CAMPER, 1722–1789, holländischer Anatom. Bestimmung der Intelligenzstufen der Tier- und Menschenrassen nach dem Gesichtswinkel. «Campersche Horizontale» vielfach als prothetische Orientierungslinie empfohlen, jedoch meist unrichtig wiedergegeben. Originaltext aus P. CAMPER, *Différence des traits du visage*, Utrecht 1791): «... à tirer une ligne Horizontale qui passat par le dessous du néz et le trou ou de l'orifice de l'oreille.»

Als einwandfreie prothetische Orientierungsebene kann heute die Subnasal-Tragial-Ebene betrachtet werden.

FRANÇOIS XAVIER BICHAT, 1771–1802, Professor in Paris, wird als erster Vertreter «moderner» Medizin betrachtet (1801: *Anatomie générale appliquée à la physiologie et la médicine* und *Recherches physiologiques sur la vie et la mort*). Erste Anfänge der Zellen- und Gewebslehre.

JOSEPH PRIESTLEY, gestorben 1804, fand 1776 das Stickoxydul (Lachgas).

JAMES GARDETTE, 1756 in Bordeaux geboren, gestorben 1831 daselbst. Siedelte nach Amerika über (Boston, New York, Philadelphia) und führte viele Verbesserungen in der zahnärztlichen Behandlung durch. GARDETTE wird die Erfindung der «Saugplatte» zugeschrieben. Die ersten Zahnärzte in Amerika von Bedeutung waren Franzosen, darunter wird GARDETTE als der hervorragendste angesehen.

HUMPHRY DAVY, gestorben 1829, am «pneumatischen Institut» zu Clifton bei Bristol (Institut zur Heilung von Krankheiten durch Inhalation von Gasen): stellte Versuche mit Lachgas an Tieren, an sich selbst und bei anderen Personen an und empfiehlt Versuche damit bei Operationen.

HORACE WELLS, in Hartford, 11. Dezember 1844, erste wirksame Stickoxydulnarkose (Lachgas NO) zur Extraktion eines Zahnes an sich selbst. Er gebrauchte das Lachgas bei Patienten und veranlaßte dessen Anwendung bei chirurgischen Operationen, fand jedoch nur mangelnde Anerkennung und endete enttäuscht durch Selbstmord.

WILLIAM MORTON, Zahnarzt in Boston, machte erstmals am 30. September 1846 eine Äthernarkose bei der Extraktion eines Zahnes. Von hier aus führte sich der Äther als Narkosemittel in der Chirurgie ein. Vor MORTON soll der amerikanische Chirurg CRAWFORD WILLIAMSON LONG 1842 den Äther zu Narkosezwecken verwendet haben; eine Veröffentlichung darüber existiert allerdings nicht.

JAMES ROBINSON, 1816–1862, Zahnarzt in London, nahm am 19. Dezember 1846 die erste Äthernarkose in Europa vor.

JOHN TOMES, London, 1815–1895. Bedeutende Forschungen auf dem Gebiete der Anatomie und Physiologie bzw. der mikroskopischen Untersuchung der Zähne. 1840 umwälzende Erfindung von Extraktionszangen, die der Form der Zähne angepaßt waren. Auch als fruchtbarer Autor tätig: *A System of Dental Surgery* (London 1859), ein weitverbreitetes (von A. ZUR NEDDEN 1862 ins Deutsche übersetztes) Buch. Wegen seiner Verdienste um die Zahnheilkunde wurde TOMES 1886 durch die Königin von England in den Adelsstand erhoben.

MATHIAS JAKOB SCHLEIDEN, 1804–1864, erkannte die Zelle als Formelement der Pflanze und deren Entwicklung aus ihr.

THEODOR SCHWANN, 1810–1882, *Mikroskopische Untersuchungen über die Übereinstimmung in der Struktur und dem Wachstum der Tiere und Pflanzen.*

JAKOB HENLE, 1809–1865, grundlegende Werke: *Allgemeine Anatomie* und *Systematische Anatomie.*

JOHANNES MÜLLER, 1801–1858, *Handbuch der Physiologie des Menschen.* Förderer der pathologischen Histologie (*Über den feineren Bau und Formen der krankhaften Geschwülste*), der normalen vergleichenden und pathologischen Anatomie.

HERMANN VON HELMHOLTZ, 1821–1894, Konsequente Anwendung chemisch-physikalischer Methoden in der Physiologie. Augenspiegel.

IGNAZ PHILIPP SEMMELWEIS, 1818–1865, ungarischer Arzt, erkannte als erster in der Übertragung infektiöser Stoffe durch Hände und Instrumente die Ursache des Kindbettfiebers. Unverständliche Widerstände von seiten der Ärzteschaft gegen diese Entdeckung.

RUDOLF VIRCHOW, 1821–1902, 1858: *Cellularpathologie in ihrer Begründung und pathologischen Gewebslehre.* Es sei die «Zelle wirklich das letzte eigentliche Formelement aller lebendigen Erscheinungen sowohl im Gesunden als im Kranken», Begründer der «Zellularpathologie», «omnis cellula e cellula». Unterscheidung von Krankheitsprozeß ($\nu\acute{o}\sigma o\varsigma$) und krankhaftem Zustand ($\pi\acute{a}\vartheta o\varsigma$). Alle Disziplinen der Medizin werden von VIRCHOWS Lehren beeinflußt.

LOUIS PASTEUR, 1822–1895. Entstehung von Pilzen nur aus deren Keimen möglich. Erzielung von «Keimfreiheit» durch Hitze (Sterilisation). Behandlung der Tollwut durch «aktive Schutzimpfung».

ROBERT KOCH, 1843–1910. 1878 berühmte Schrift: *Untersuchungen über die Ätiologie der Wundinfektionskrankheiten.* Entdeckung des Tuberkel- und Cholerabazillus. 1881: *Zur Untersuchung von pathogenen Mikroorganismen* mit Angaben über die bakteriologische Technik.

JOSEPH LISTER, 1827–1912, englischer Chirurg, veröffentlichte 1867 *On the antiseptic principle in the practice of surgery*, eine Abhandlung, von den Lehren PASTEURS ausgehend, eine unfaßbar späte praktische Nutzbarmachung. Listersche Wundbehandlung mit Desinfektionsvorschriften.

KARL THIERSCH, 1822–1895. Untersuchungen über Wundheilung *per primam* und über Transplantationen.

MAX VON PETTENKOFER, 1818–1901, erhob die Hygiene, unter Verwendung der naturwissenschaftlichen Fortschritte, in den Rang einer modernen Wissenschaft.

1839: *Gründung der ersten zahnärztlichen Schule der Welt in Baltimore mit fünf Hörern* im ersten Jahr. Die Gründer waren HORACE H. HAYDEN und CHAPIN A. HARRIS, beide Ärzte und Zahnärzte. Diese waren der Überzeugung, daß der qualifizierte Zahnarzt in der medizinischen Wissenschaft ausgebildet sein müsse. Sie wollten deshalb zur Hebung des Standes, die Zahnheilkunde im Schoße der medizinischen Fakultät der Maryland-Universität von Baltimore unterbringen. Diese Zielsetzung mißlang. Die Fakultät erachtete den Gegenstand der Zahnheilkunde von zu geringer Bedeutung und die Einverleibung einer Zahnärztebildungsstätte für ihr medizinisches Ansehen als gefährlich.

Aus dieser Abweisung entwickelte sich das autonome amerikanische College-System, das eine ungewollte Abtrennung der Zahnheilkunde von der Medizin vollzog.

Das ganze Professorengremium dieses ersten zahnärztlichen College bestand aus Vollmedizinern: HORACE H. HAYDEN (Pathologie und Physiologie), CHAPIN A. HARRIS (praktische Zahnheilkunde), THOMAS E. BOND (spezielle zahnärztliche Pathologie und Therapie), H. WILLIS BAXLEY (spezielle zahnärztliche Anatomie und Physiologie).

Diese Trennung von der medizinischen Fakultät beeinflußte den Lehrgang und die Richtungsgebung der Zahnheilkunde nach einer einseitig, praktisch-manuell technischen Seite («Die Praxis der Fingerfertigkeit wird oft in enervierender Weise auf die Spitze getrieben...» Prof. WM. J. GIES, Bulletin Nr. 19, Dental Education). Dadurch wurde dem Mangel an Interesse für biologische Forschungen in zahnmedizinischer Ausrichtung Vorschub geleistet.

Auch in diesem beengten Rahmen hat das College-System in der Entwicklung der Zahnheilkunde Wertvolles bieten können.

Die amerikanischen College-Schulen beeinflußten zunächst auch die Entwicklung in Europa. Es erfolgten Gründungen von collegeartigen Lehrstätten: London 1858, l'Ecole dentaire de Paris 1880, Zahnärztliches Institut Berlin 1884.

In der Folge ergab sich jedoch in Europa in vermehrtem Maße naturgemäß Anschluß an die Universität und Vereinigung mit den medizinischen Fakultäten. In einigen Ländern, wie Österreich, Ungarn, Italien, Jugoslawien, Polen, Tschechoslowakei, Rumänien, wurde die zahnärztliche Praxis an das Vollmedizinerdiplom gebunden. In anderen Staaten sind die Bestrebungen verschieden gerichtet. Diese bewegen sich nach stomatologischen Gesichtspunkten (Vollmediziner) bzw. nach einem Ausgleich zwischen vertiefter, indes genügender medizinischer Fundierung und spezialisiert zahnmedizinischem Wissen und Können (z. B. Schweiz). Doch wird heute allgemein die vertiefte medizinische Grundlage als Ausweitung zahnärztlichen Wissens und Könnens anerkannt. Es wäre jedoch ein Fehler, die Erfüllung der zahnmedizinischen Problemstellungen und ihre praktische Lösungen einzig und allein im Gedankengut des Vollmediziners zu suchen. Die Zahnmedizin hat in Forschung und Praxis eigene Wege, die sich auf beide Arten, Vollmediziner (Stomatologe) bzw. gut ausgebildeter Zahnarzt mit der nötigen medizinischen Grundlage und wie die Medizin in Anlehnung an die Gesamtheit der Naturwissenschaften und ihrer technischen Auswirkungen bahnen und lösen lassen. Die Kontroverse in dieser Beziehung dürfte deshalb rein akademischer Art sein. Einzig in dieser Hinsicht gilt es, den richtigen Weg und Ausgleich zu fixieren. Der Aufschwung und das Wesen der Zahnmedizin in allgemein hygienischer und medizinischer Bedeutung und sozialer Notwendigkeit läßt sich nicht mehr verleugnen. Die Einstellung in Baltimore 1839 kann mit dem heutigen Stande der Entwicklung nicht mehr in Parallele gesetzt werden. Diese fortschrittliche Besinnung und

Erkenntnis durchziehen heute den Stand der Zahnärzte. Dies bezeugen die Kundgebungen ihrer Organe und die wissenschaftlichen Veranstaltungen sowie die fortschreitende Stützung ihrer akademischen Lehrstätten. Auf diese Entwicklung verweist auch der Schlußsatz von Prof. WALTER HESS (Zürich) in seinen Darlegungen *Die Zahnmedizin:* «Diese Entwicklung der Zahnheilkunde war nur möglich, indem diese Disziplin aus eigener Kraft den Ausbau ihres Spezialgebietes in geduldiger Arbeit förderte, daneben aber aus den Quellen der Naturwissenschaft und der Allgemeinmedizin immer wieder schöpfend allmählich die Bausteine zu einem Gebäude zusammenzutragen vermochte, das in seinen Fundamenten gefestigt, dem weiteren Ausbau durch die kommenden Jahre mit Vertrauen und Zuversicht entgegensehen darf.»
(Diese historischen Angaben über die Institutsgründung in Baltimore fußen auf den Ausführungen von HENRIK SALAMON, Budapest, Referat, erstattet am IX. Internationalen Zahnärztekongreß der F.D.I. Wien, 2.–8. August 1936.)

W. NICOL erfindet 1828 die Kombination von Kalkspatprismen zur Polarisation des Lichtes.

ERNST ABBE, 1840–1905, Vervollkommnung des Kondensatorbeleuchtungsapparates (1872), Bau einer homogenen Ölimmersion 1878, zusammen mit CARL ZEISS.

H. S. GREENOUGH, gibt 1897 neue Anregungen zum Bau binokularer Lupen und Mikroskope.

LOUIS DE BROGLIE beweist 1924 den Wellencharakter der Elektronenstrahlen.

LITERATURVERZEICHNIS

BERGHOFF, EMANUEL, *Die historischen Grundlagen der Zahnheilkunde*, Z. Stomat. 1948, H. 5.
Biographie universelle, ancienne et moderne (M. Michaud, Paris und Leipzig 1854).
BLOCK, CURT, *Beiträge zur Charakteristik des Zahnarztes in der modernen Literatur*, Verh. der V. internat. zahnärztl. Kongr. 1909, Bd. II.
BRUCK, WALTHER, *Kulturgeschichte der Zahnheilkunde*, II: *Das Martyrium der heiligen Apollonia* (Berlin 1915).
CAMPER, PIERRE, *Différence des traits du visage* (Utrecht 1791).
Ciba-Zeitschriften.
DELABARRE, C. F., *Traité de la partie mécanique de l'art du chirurgien-dentiste* (Paris 1820).
FAUCHARD, PIERRE, *Le Chirurgien dentiste ou traité des dents*, deuxième édition (Paris 1746).
GEIST-JACOBI, G. P., *Geschichte der Zahnheilkunde* (Tübingen 1896).
GREVE, CH., *Die zahnärztliche Literatur von ihrem Beginn bis zum Jahre 1845 (Chronologische Übersicht von 3700 a. Chr. bis 1845 p. Chr.)*, Erg. Zahnhk. 1918, Sechster Band, I. Heft.
GRIMM, HÉRIBERT, *Geschichtliche Rückschau über die Entwicklung der französischen Zahnheilkunde, insbesondere der Prothetik* (Diss., Basel 1948).
HESS, W., *Zur Geschichte der Schweizerischen Monatsschrift für Zahnheilkunde 1922–1936*, Separatum aus Jubiläumsschrift der Schweiz. Zahnärztegesellschaft 1886–1936.
– *Die Zahnmedizin* (Zürich 1946). Sonderdruck aus der Festschrift zur 200-Jahr-Feier der Naturforschenden Gesellschaft in Zürich 1746–1946.
HOFFMANN, KARL F., *Die Widerlegung der Zahnwürmertheorie durch Jacob Christian Schäffer (1718–1790)*, Z. Stomat. 1948, H. 10.
– *Antony van Leeuwenhoek und die Medizin mit besonderer Berücksichtigung der Mundhöhle*, Z. Stomat. 1948, H. 9.
LEJEUNE, FRITZ, *Geschichte der Zahnheilkunde*, Fschr. Zahnhk. 1927, 12; 1928, 12; 1929, 12; 1930, 12; 1931, 12; 1932, 12; 1933, 12.
LOOS, OTTO, *Umschau und Ausschau über das zahnärztliche Unterrichtswesen*, Abh. Klin. Zahnhk. Sammlung Meußer, H. 19, daselbst KANTOROWICZ, A., *Amerikanische und deutsche Zahnheilkunde*.
MEYER-STEINEG und SUDHOFF, *Geschichte der Medizin* (Jena 1928).
PARREIDT, JULIUS, *Geschichte des Central-Vereins deutscher Zahnärzte 1850–1909*.
PFAEFFLI, CH. F., *Cinquantenaire de la fondation de l'Ecole dentaire de Genève. Inauguration du nouvel institut dentaire de l'Université 1881-1932* (Genève 1934).
PROSKAUER, CURT, *Kulturgeschichte der Zahnheilkunde*, IV: *Iconographia odontologica* (Berlin 1926).
PUSCHMANN, TH., *Handbuch der Geschichte der Medizin* (Jena 1905). – 3. Band: HILFREICH, FRIEDRICH, *Geschichte der Chirurgie*. – GEIST-JACOBI, G. P., *Geschichte der Zahnheilkunde*.
SACHS, HANS, *Kulturgeschichte der Zahnheilkunde*, I: *Der Zahnstocher und seine Geschichte* (Berlin 1913).
SALAMON, HENRIK, *Zeitscheiden einer pragmatischen Geschichte der Zahnheilkunde*, Vjschr. Zahnhk. 1926, H. 2.

SALAMON, HENRIK, *Die neueste Geschichte der Zahnheilkunde (1800–1936)*. Berichte IX. internat. Zahnärztekongr. der F.D.I., Wien 1936, Band I, 1. Hälfte, Sektion III.

SCHWARZ, A. M., *Die ärztliche Begründung für kieferorthopädische Eingriffe*, Z. Stomat. 1948, H. 9.

Schweizerische Zahnärzte-Gesellschaft 1886–1936, Jubiläumsschrift.

STRÖMGREN, HEDVIG L., *Die Zahnheilkunde im achtzehnten Jahrhundert* (Kopenhagen 1935).

SUDHOFF, KARL, *Geschichte der Zahnheilkunde* (Leipzig 1921).

TAYLOR, J. A., *History of dentistry* (London 1922).

WHITE, SAMUEL, S., *A History of dental and oral Science in America*, Prepared under direction of the American academy of dental science (Philadelphia 1876).

Begrüßungsansprache

am 25jährigen Jubiläum des Zahnärztlichen Instituts
von Prof. Dr. med. E. LÜSCHER, Dekan der medizinischen Fakultät

Herr Regierungsrat,
Vir magnifice,
Sehr geehrte Gäste und Kollegen!

Als Dekan der Medizinischen Fakultät und als Kommissionsmitglied des Zahnärztlichen Instituts ist es mir eine Ehre und eine Freude, den Festakt zum 25jährigen Jubiläum des Zahnärztlichen Instituts zu eröffnen und dem Dozentenkollegium des Instituts die herzlichsten Glückwünsche der Medizinischen Fakultät zu überbringen. Durch das Universitätsgesetz vom Jahre 1937 wurde das Zahnärztliche Institut der Medizinischen Fakultät angegliedert und dessen Dozentenkollegium ist mit Sitz und Stimme in der Fakultät vertreten. Damit wurde auch nach außen eine Einheit zwischen Zahnmedizin und übriger ärztlicher Heilkunde hergestellt, die durch gemeinsame Arbeit und gemeinsame Ziele schon längst bestand und daher ihre innere Berechtigung bereits erwiesen hatte. Ungleich den meisten medizinischen Fachgebieten, die sich in immer ausgeprägterer Spezialisierung zu selbständigen Spezialitäten entwickelten, sind Zahnheilkunde und übrige Medizin lange Zeit nebeneinander hergegangen und haben sich erst in verhältnismäßig jüngerer Zeit vereinigt. Trotzdem lag schon lange von beiden Seiten, mehr vielleicht vom ärztlichen Gesichtspunkt aus, das Bedürfnis der gegenseitigen Beratung und Unterstützung vor. Als Hals-, Nasen- und Ohrenarzt habe ich mich selbst oft mit der Nachbarschaft der Zähne zu beschäftigen. Ich könnte zahlreiche Wechselwirkungen aufzählen, bei denen Zahnkrankheiten zu Erkrankungen der Umgebung führen, oder umgekehrt Erkrankungen in unserem Gebiet Zähne und Kiefer beeinflussen. Eine Zusammenarbeit ist hier unerläßlich. Spezielle Fälle, insbesondere die Kieferverletzungen, führten sogar zu einer Art Zwischenspezialität, der Kieferchirurgie, deren Vertreter Zahnarzt und Arzt in einer Person vereinigt. Auch die Anfänge der gemeinsamen Fühlungnahme in Basel gehen auf die Erkenntnis dieser notwendigen engen Zusammenarbeit im Gebiete der Kiefer zurück. Bereits 1902 veranlaßte mein Vorgänger, Prof. SIEBENMANN, den leider vor kurzem verstorbenen Prof. HOCKENJOS, sich der Zahnheilkunde zuzuwenden, nachdem er als Arzt längere Zeit praktiziert hatte. Prof. HOCKENJOS vertrat dann als erster in der Fakultät die Anschauungen der Zahnärzte. Zusammen mit Prof. SPRENG führte er zunächst eine private zahnärztliche Lehranstalt zur Ausbildung von Zahnärzten weiter, wie sie in einzelnen Anfängen schon um die Jahrhundertwende unter den Herren Dr. PREISWERK und Dr. ELTNER bestanden hatte. Daraus ging unter Heranziehung von Prof. SCHWARZ und Prof. VEST das heutige Zahnärztliche Institut hervor. Bei dessen Gründung wurde Prof. MÜLLER, der damalige Leiter des Zahnärztlichen Instituts in Bern, nach Basel berufen. Der unermüdlichen Tatkraft dieser Herren, die noch heute zusammen mit Dr. KALLENBERGER das Dozentenkollegium des Zahnärztlichen Instituts bilden, ist der rasche Aufschwung des Zahnärztlichen Instituts zu verdanken. In die vergangenen 25 Jahre fällt die Lehre von der Herdinfektion, welche die kranken Zähne bei scheinbar ganz verschiedenen Erkrankungen des Menschen fast schlagartig in den Vordergrund des Interesses rückte. Während nach früherer Ansicht nur die nähere Umgebung unter dem Einfluß kranker Zähne zu leiden schien, zeigt die Lehre von der Herdinfektion, daß kleine Entzündungsherde an den Wurzelspitzen der Zähne, die sogenannten Zahngranulome, ihre Krankheitserreger in den Körper streuen und zu schleichenden, oftmals schweren Infektionen führen können. Die Bedeutung kranker Zähne ist heute jedem Arzte bekannt, und die Behandlung entsprechender Krankheiten ohne die zahnärztliche Diagnostik und Zahnbehandlung ist nicht denkbar. Eine gegenseitige Verständigung war um so eher möglich, als die Zahnheilkunde längstens über die rein handwerkliche Wiederherstellung des Gebisses zu einem Zweig der medizinischen Wissenschaft herangewachsen war und sich in ihrer ganzen Zielsetzung und Methodik immer mehr an die übrige medizinische Forschung anschloß. Dadurch wurde die Zahnmedizin ein Glied der Medizin überhaupt. Es vollzog sich auch in dieser Richtung die Synthese des Menschen, wie sie der heutigen Auffassung der ärztlichen Forschung und Tätigkeit entspricht. An dieser ganzen Entwicklung ist das Zahnärztliche Institut in Basel in hohem Maß beteiligt. Die große Zahl von Publikationen, die aus dem Zahnärztlichen Institut Basel hervorgegangen ist, gibt einen Begriff von der ganzen Arbeitsleistung dieses Instituts, das zudem unter hinderlichem Platzmangel noch eine große Schar von Zahnärzten ausgebildet hat. Die Fakultät nimmt lebhaften Anteil am Unterricht des Zahnärztlichen Instituts und an dessen Forschung, ganz abgesehen von der sozialen Aufgabe, die das Zahnärztliche Institut durch die Behandlung großer Kreise der Bevölkerung zu erfüllen hat. Um in Zukunft auch auf dem Gebiet der Zahnheilkunde verdiente Forscher auszeichnen zu können, befaßt sich die Fakultät zur Zeit mit der Schaffung eines Ehrendoktors der Zahnheilkunde. Sie hofft, damit zur Förderung der Entwicklung der Zahnmedizin in Basel beizutragen. In diesem Sinne wünscht die Medizinische Fakultät dem Zahnärztlichen Institut und seinem Dozentenkollegium ein weiteres erfolgreiches Gedeihen und einen weiteren raschen Aufstieg, wie ihn die ersten 25 Jahre gebracht haben.

Tischrede

am 25jährigen Jubiläum des Zahnärztlichen Instituts
von Prof. Dr. med. S. SCHÖNBERG, Präsident der Kommission für das Institut

Meine Herren!

Zunächst möchte ich im Namen der Kommission des Zahnärztlichen Instituts, der Dozentenschaft zu ihrem heutigen Jubiläum des 25jährigen Bestehens der Anstalt die herzlichsten Glückwünsche darbringen.

Sie haben heute morgen gehört, wie sich die Zahnheilkunde und ihre wissenschaftlichen Forschungen im Laufe der Jahre entwickelt und zu einer wichtigen medizinischen Disziplin ausgebildet haben. Das Basler Zahnärztliche Institut hat mit dieser Entwicklung Schritt gehalten. Aus kleinen Anfängen hat sich das Institut so entwickelt, daß es heute an die Seite der andern Universitätsinstitute gestellt werden darf.

Wenn wir heute das 25jährige Bestehen des Instituts an unserer Universität feiern, so können wir feststellen, daß es seine Lebensfähigkeit bewiesen hat. Es hat sich sowohl als Lehr- und Forschungsinstitut sowie als integrierender Bestandteil unserer städtischen Heil- und Behandlungsinstitutionen erfolgreich bewährt und als Bedürfnis erwiesen. Es erfüllt auch auf dem Boden der übrigen schweizerischen Universitäten in der Ausbildung von Zahnärzten eine wichtige Rolle, da diese nicht in der Lage sind, alle schweizerischen Interessenten bei sich aufzunehmen. Es ermöglicht ferner Basler Studenten, die aus finanziellen Gründen sich ein Studium an andern Universitäten nicht leisten können, ihre Ausbildung dennoch durchzuführen. Wir blicken heute auf eine stattliche Zahl tüchtiger Zahnärzte, die durch das Basler Institut gegangen sind und eine Ausbildung genossen haben, die sie befähigt hat, ihre Praxis mit modernen technischen Methoden und wissenschaftlichen Grundlagen auszuüben. Durch Vorträge und Fortbildungskurse werden sie auch später während ihrer beruflichen Tätigkeit über die Fortschritte der Zahnheilkunde orientiert. Neben Forschung und Unterricht erfüllt das Zahnärztliche Institut auch die überaus wichtige soziale Aufgabe, Patienten, welche in der Überzahl sich eine privatärztliche Behandlung nicht leisten können, zu behandeln. Die Dozenten haben im Laufe der Jahre bewiesen, daß sie auch in wissenschaftlicher Hinsicht den Lehrern anderer Institute ebenbürtig sind. Das Basler Institut genießt heute im In- und Ausland eine allgemeine Anerkennung und Wertschätzung, und es ist nicht von ungefähr, wenn immer wieder ausländische Gelehrte nicht nur zu Vorträgen, sondern auch zu ihrer eigenen Instruktion nach Basel kommen.

Wenn wir diese Entwicklung während des 25jährigen Bestehens des Zahnärztlichen Instituts überblicken, so gebührt vor allem unser heutiger Dank den

Behörden, welche, wenn auch vielleicht etwas zögernd, die Entwicklung des Instituts wohlwollend gefördert haben. Besonderer Dank ist an die Regierung zu richten, daß sie die in letzter Zeit unternommenen Angriffe gegen die Daseinsberechtigung des Zahnärztlichen Instituts abgewehrt hat, in der vollen Erkenntnis, daß die Zahnärztliche Disziplin in wissenschaftlicher, pädagogischer und auch sozialer Hinsicht einen wesentlichen Faktor und ein nicht wegzudenkendes Glied der Medizinischen Fakultät und der öffentlichen Gesundheitspflege bildet. Dafür wollen wir der Regierung heute wärmstens danken.

Die Entwicklung unseres Zahnärztlichen Instituts hat in den 25 Jahren ihres Bestehens eine hohe Stufe erreicht, aber sie darf nicht begrenzt bleiben, sie muß weiterschreiten.

Wir hoffen auch hier auf das wohlwollende Entgegenkommen unserer Behörden. Es ist eine alte Klage, daß die baulichen Verhältnisse am Institut einem ersprießlichen Unterricht und einer zweckmäßigen Behandlung der Patienten hemmend entgegenstehen und den heutigen Anforderungen, besonders auch dem Zustrom von Studierenden und Patienten, nicht mehr entsprechen. An dieser Stelle möchte ich an die Regierung die Bitte richten, sie möge die jetzt gebotene Gelegenheit zur räumlichen und hygienischen Verbesserung des Instituts durch den Umbau der Nachbarliegenschaft Petersplatz 15 in wohlwollender Weise prüfen und ausnützen.

Auch die Gesamtstellung des Instituts im Rahmen der Medizinischen Fakultät ist nicht ideal und der Bedeutung der Disziplin im Universitätsgefüge nicht entsprechend. Wenn ich mir auch der großen Schwierigkeit durchaus bewußt bin, hier eine ersprießliche Änderung zu schaffen und den Dozenten den ihnen gebührenden Platz einzuräumen, so erscheint es doch nicht ausgeschlossen, eine zweckmäßige Lösung zu finden. Die Dozenten des Instituts sind eifrig bemüht, durch ihre wissenschaftlichen Forschungen und Arbeiten den Beweis zu leisten – und sie haben ihn auch tatsächlich erbracht –, daß heute die zahnärztliche Disziplin ohne Überheblichkeit den anderen medizinischen Fächern als ebenbürtig zur Seite zu stellen ist. Sie verdienen es daher nicht, als eine Art Quantité négligeable behandelt zu werden. Eine gerechte Lösung wird nicht nur den Dank für geleistete Arbeit darstellen, sondern auch einen Ansporn zur weiteren Forschung, wodurch auch das Institut im gleichen Maße gefördert wird. Die Zeiten sind vorüber, da man den Zahnarzt nur als besseren Techniker ansah, dem die Zusammenhänge zwischen Medizin und Zahnkrankheiten unbekannt sind. Heute ist man zur Einsicht gekommen, daß die Zahnheilkunde einen wesentlichen Faktor der Gesamtmedizin darstellt und daß eine Anzahl von Krankheiten nur durch die Mithilfe des Zahnarztes in geeigneter Weise behandelt und behoben werden kann.

Das sind, meine sehr verehrten Herren, die Gedanken, die mich heute am Jubiläum des Instituts bewegen, und ich gebe der Hoffnung Ausdruck, daß sie von den Behörden entgegenkommenderweise übernommen werden.

Ich kann aber meine Ansprache nicht schließen, ohne den Veranstaltern des Jubiläums meinen besten Dank auszusprechen. In erster Linie ist es Herr Prof. MAX SPRENG, Direktor des Zahnärztlichen Instituts, dem wir besonderen

Dank schulden für seine mühevolle und unentwegte Arbeit bei der Organisation, der Gewinnung wissenschaftlicher Mitarbeiter und, last not least, bei der Beschaffung finanzieller Mittel.

Ein weiterer Dank gebührt den Mitarbeitern der Festschrift und den Referenten der wissenschaftlichen Tagung, die es uns erlaubt haben, unserm Fest einen eindrucksvollen Rahmen zu geben.

Eine besondere Freude bereitet es mir ferner, der Vereinigung ehemaliger Schüler am Zahnärztlichen Institut den Dank auszusprechen. Sie haben ihre Verbundenheit und Dankbarkeit gegenüber ihren Lehrern durch die Schaffung ihres Verbandes kundgetan und durch ihre aktive Beteiligung am heutigen Jubiläum aufs neue bekräftigt. Ihre wissenschaftliche Tagung legt Zeugnis ab für ihre Bestrebungen, auch nach Abschluß ihrer Studien an den wissenschaftlichen Arbeiten und Fortschritten teilzunehmen.

Meine sehr verehrten Herren! Damit möchte ich meine kurze Ansprache schließen mit dem nochmaligen Dank an die Behörden und dem Wunsche weiterer wohlwollender Unterstützung.

Ich erhebe mein Glas auf das Wohl unserer Alma Mater sowie auf eine weitere ersprießliche Entwicklung unseres Zahnärztlichen Instituts.

ODONTO-STOMATOLOGIE – VOL. I

Zahnärztliche Prothese und Mundhöhlen-Carcinom

von

Max Spreng – F. Gasser – E. Oppikofer

Die Tatsache, daß von Zahnprothesen pathogene Einflüsse ausgehen können, führte in vermehrtem Maße zur Erforschung der Beziehungen zwischen der körperfremden Prothesenapparatur und den lebenden Geweben. Durch diese erweiterte Zielsetzung wurde die zahnärztliche Prothetik aus einer ehemals betont manuell-technischen Haltung herausgehoben und in die Reihe zahnmedizinischer Überlegungen geführt.

192 Seiten mit 127 Abbildungen. In Ganzleinenband Fr. 23.50

ODONTO-STOMATOLOGIE – VOL. II

ZAHNMEDIZIN

Herausgegeben vom Dozentenkollegium des Zahnärztlichen Instituts der Universität Basel

Beiträge von R. Bay, A. Egli, F. Gasser, F. Georgi, L. Girard, E. Hockenjos, K. Kallenberger, W. Lutz, O. Müller, F. Prader, E. Rothlin und R. Bircher, F. Schmidt, S. Schönberg, A. Schroeder, R. Schwarz, M. Spreng, G. Vest, A. Werthemann und M. Reiniger.

282 Seiten mit 233 Abbildungen. In Ganzleinenband Fr. 20.–

In Vorbereitung

ODONTO-STOMATOLOGIE – VOL. III

Lehrbuch der zahnärztlichen Kronen- und Brückenprothetik

von

Gottlieb Vest

Vorsteher der Abteilung für Kronen- und Brückenprothetik des
Zahnärztlichen Instituts der Universität Basel

Erster Teil: *Kronenprothetik,* mit 362 Abbildungen

Die an der wissenschaftlichen Tagung anläßlich des 25jährigen Bestehens des Zahnärztlichen Instituts der Universität Basel gehaltenen Vorträge werden ebenfalls als Supplementa der Sammlung Odonto-Stomatologie erscheinen.

Zu beziehen durch Ihre Buchhandlung

VERLAG BIRKHÄUSER BASEL (SCHWEIZ)

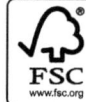

MIX
Papier aus verantwortungsvollen Quellen
Paper from responsible sources
FSC® C105338

If you have any concerns about our products,
you can contact us on
ProductSafety@springernature.com

In case Publisher is established outside the EU,
the EU authorized representative is:
**Springer Nature Customer Service Center GmbH
Europaplatz 3, 69115 Heidelberg, Germany**

Printed by Libri Plureos GmbH
in Hamburg, Germany